克菲爾
長壽村 的 祕密

中興大學助理教授
乳品與微生物實驗室主持人
陳彥伯 博士◎ 著

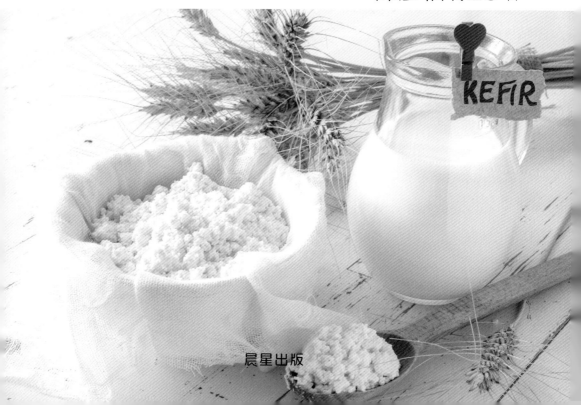

晨星出版

克菲爾
——解鎖超級食品之鑰

　　《克菲爾：長壽村的祕密》的出版，無論對相關領域的研究者、健康行業的專業從業者，還是關心自身健康的廣大讀者而言，都是一件可喜可賀的大好事。作為克菲爾的精銳研究者，作者以平白的語言，由淺入深地全面闡述了克菲爾發酵乳歷史和最新的研究進展，令人信服地展現出克菲爾作為超級食品所具有的非凡魅力和值得期待的巨大潛力。這本書不僅是克菲爾的「葵花寶典」，更是益生菌研究領域近年來不可多得、雅俗共賞的佳作。

　　克菲爾的眾多功效，從抗氧化到提高免疫力，從防止肥胖到心血管疾病的防治，更令人驚訝的，是對於現代醫學一籌莫展的情緒、認知障礙的調控，都顯示出十分喜人的前景；從肉體到精神，無所不能，克菲爾超越了藥品，好到了難以置信的程度，像是科學上的「too good to be true」。

當我們能夠真正解釋克菲爾的機理作用的時候，超級食品就不只是透過人類生活長期的摸索才能產生，而是人類基於對食物成分的深刻認識，然後能隨心所欲地設計出超越任何傳統的超級食品——這也是對於評判克菲爾機理研究的唯一標準。

找出微生物代謝產物的功效是順理成章的第一步，但是停留於此，還是等不到能夠自由設計超級食品的那一天，因為從代謝產物中尋找「超級子彈」（super bullet）的努力，收效甚微。克菲爾粒不僅是超分子，還是超顆粒。只要揭示了這種顆粒與充滿免疫細胞的黏膜層接觸瞬間，所發生的化學的，以及化學以外的反應，我們就有可能找到打開黑盒子的鑰匙。

克菲爾作為食品的巨大潛力，值得我們期待。

饒平凡 教授

現任國際食品科學院院士
福建技術師範學院特聘教授

分享克菲爾，讓我天天快樂！

工作忙，應酬多，又不忌口──我和許多「現代人」一樣，不免俗地成為高血脂患者。

2022 年公司健康檢查時，醫師判定我有「重度脂肪肝」。這下子，我的危機感來了，立刻到處尋找解決方案。在偶然機會下，我在網路上看到了美國柏格醫生的影片，影片當中提供了清除脂肪肝食譜：克菲爾奶＋藍莓＋羽衣甘藍。柏格醫生說，只要依照這個食譜吃，就可以在「14 天內減少 50% 脂肪肝」。

當時，除了羽衣甘藍和藍莓不好購買之外，全臺灣都買不到克菲爾奶。於是，我只能購買活菌，自己用牛奶來養克菲爾。我也在社群上分享這個方法給許多朋友。從此，我成為了「克菲爾交流中心」。我分享菌，教大家養菌，也和許多朋友交流好轉和療效的案例；我到處科普，也想要更進一步了解克菲爾。

我在美國衛生研究院國家圖書館的網站上，找到了 1000 多篇

來自全世界關於克菲爾的研究報告，也了解早在 2500 年前，醫學之父希波克拉底就開始用克菲爾乳清治病，回教的先知穆罕默德也利用克菲爾傳教，教導穆斯林「飲用此物治病」。

我是講究實證的人，在持續喝了一個月的「克菲爾羽衣甘藍和藍莓蔬果奶昔」之後，我又回到醫院做健康檢查。這一次，健檢報告的結果讓醫師和我都驚呆了！短短一個月，我的三酸甘油酯指數由 679 降到 105。我持續喝了一年克菲爾蔬果奶昔後，原本的重度脂肪肝，從中重度降為輕度，最後脂肪肝完全消失。除此之外，我的失眠獲得改善，大便正常，雙腳水腫也逐漸好轉。

我不追求長壽，但我開始相信「北高加索山區長壽的祕密」。在親自體驗克菲爾的好處後，我每次探望父母的時候，也會讓雙親喝克菲爾蔬果奶昔。現在，他們不必再吃酵素軟便劑來解決便祕問題，血糖也趨向穩定。

有家人的經驗為本，我積極向同事、朋友以及工作上碰到的政商人士推薦「克菲爾蔬果奶昔」，大家的回饋都是正面的，不少人原有的三高、體脂、慢性病問題，確實獲得改善。但也有不少朋友反應，因為工作忙碌必須經常出差，無法長期養菌。經過再三思考，我決定把「克菲爾蔬果奶昔」做成益生菌健康食品，讓大家一撕即可食，出差也能拎著走。

從 2022 年首次接觸克菲爾至今，兩年多來，從養菌，自製奶

昔，到推出克菲爾益生菌；從口耳相傳到透過媒體線上、線下的宣傳，克菲爾已成為耀眼的明星保健食品。

在此同時，我也發現許多人還不夠了解克菲爾，因此我鼓勵M1發明人，中興大學教授陳彥伯博士，藉由寫書、出版《克菲爾：長壽村的祕密》，從生物學、醫學、製藥、食品、農業、環保、生物科技等科學面向，深入淺出地闡述各國對克菲爾的機能、預防與疾病治療的上千個研究成果，來呈現已有數千年歷史的克菲爾，在現今與未來對人類健康可能產生的影響。

我很同意美國衛生研究院，將克菲爾評為「現代人類飲食的新曙光」。同時，我也很感謝柏格醫生的食譜分享。我更期待，克菲爾產品能造福更多人！

分享克菲爾，讓我天天快樂！

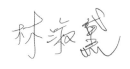

林淑黛 女士
旺旺中時文化傳媒公司總經理
太陽星網路科技股份有限公司執行長

克菲爾，
我密不可分的生命摯友

我的人生有超過一半的時間都在研究克菲爾（kefir）。

民國 91 年就讀碩士班時，我拜師於臺灣大學林慶文教授的門下，第一次接觸克菲爾之後，便深深著迷於此。一方面是我對益生菌的主題非常感興趣，想知道為什麼細菌會有好菌、壞菌之分？而益生菌是如何對人體與動物的健康產生影響？益生菌在腸胃道裡面，究竟經歷了哪些過程？以及益生菌又是如何透過發酵文化，例如克菲爾，被留存在人類歷史與不同的文明當中？似乎有太多太多益生菌的研究題目，等待著我們去發掘。

另一方面，最令我著迷的是克菲爾本身，因為它充滿了故事與謎團。它是如何出現的？它如何在不同的地區讓環境特殊的益生菌留存，從而孕育出獨特菌株？克菲爾本身有許多不同的菌株，又是

如何互利共生，並且合成胞外多醣體克菲蘭，來保護它們且結成克菲爾粒？

帶著這些問題，我進入了學術研究的領域，希望能用科學的方法，來了解克菲爾的祕密。

學術生涯初期，在臺灣大學林慶文教授、中興大學陳全木副校長與時任大葉大學陳小玲教授的悉心指導下，我們發現了臺灣本土株的羊乳克菲爾，在動物的實驗中，具有抗高血壓的功能。而指導教授們的團隊，後續更進一步發現了這其中是與胜肽有關。

數年後，我在就讀博士班時，師承臺灣大學陳明汝教授。在恩師的指導之下，我們探索了從克菲爾中分離出來的菌株： *Lactobacillus kefiranofaciens* M1 的腸道保健功能。在小鼠的實驗中，我們也發現了 M1 可以減緩化學性結腸炎與腸道病原菌的感染，還可以增強腸道的黏膜免疫，以及調節腸道微生物菌相。

又再數年後，在我任教於中興大學時，我們的團隊持續探索克菲爾的祕密。我們在彰化師範大學周睿鈺教授那邊，收集到了彰化的克菲爾菌株，從裡面篩選出上百株益生菌，發現其中的 K6 與

克菲爾 長壽村的 祕密

K14 菌，具有抗氧化與抗衰老的能力，並且可以減緩老化所誘發的記憶損傷以及雄性的生殖障礙。另外，我們也發現了 K50 菌對皮膚的保健功能，可以減緩小鼠化學性異位性皮膚炎的病灶。

此生，我非常幸運能夠在學術生涯的道路上，有多位恩師的帶領探索這個世界，以及克菲爾的祕密。

因緣際會，我結識了喜好飲用克菲爾的旺旺中時文化傳媒林淑黛總經理，她告訴我克菲爾如何改變了她的健康。於是，我們決定共同探索克菲爾的祕密，並將克菲爾的好處推廣讓更多人知道，也因此有了本書的問世。

本書涵蓋了近年來有關克菲爾與相關益生菌研究的整理，並連結相關健康議題，希望在推廣克菲爾的同時，也能喚起民眾的健康意識。另外，更希望能藉由文字的堆砌，記錄與整理克菲爾的研究，達到承先啟後與拋磚引玉的效果。

國內研究克菲爾的學者，有許多是我所尊敬的師長，很感謝有這麼多學術界的巨人，當我的楷模。若我有任何一丁點的成就，都要謝謝他們。在此，特別感謝臺灣大學林慶文教授與陳明汝教授、

中興大學陳全木副校長，以及時任大葉大學陳小玲教授的細心指導與提攜。

此外，感謝旺旺中時文化傳媒公司林淑黛總經理的大力支持，以及承蒙文字編輯廖慧娟女士在本書撰稿期間的協助，如資料收集與初稿準備。同時，也十分感謝亦良顧問，在寫作上的建議與經驗分享。

這一切的一切，都不是偶然。這麼多人、事、物的相互配合，催生了這本書。就好似克菲爾內，本身就有這麼多好的益生菌，彼此交互作用，方能展現它的功效。

十分期待這本書，可以讓大家多了解一些克菲爾的祕密，創造健康幸福的生活。

陳彥伯　博士
中興大學副教授
乳品與微生物實驗室主持人

克菲爾　長壽村的祕密

目次 · CONTENTS

卷一
人類食物新曙光——克菲爾 ……… 017

第 1 章
源起 ……… 018

第 2 章
克菲爾是什麼？ ……… 024

卷二

人類醫療的新希望 ……… 035

第 **3** 章

克菲爾的保健功效 ……… 036

第 **7** 章

情緒、認知躍登流行病顯學 ……… 105

第 **8** 章

為癌症防治盡一分力 ……… 120

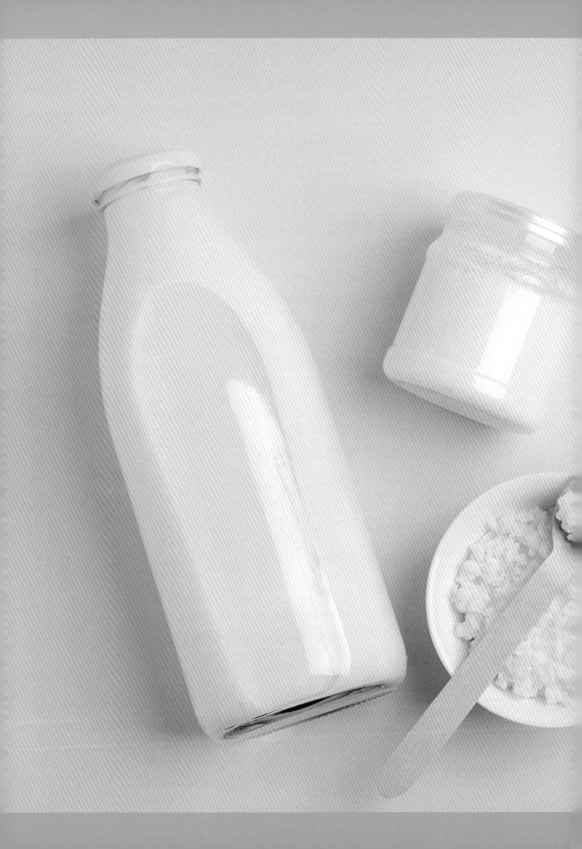

卷一 人類食物新曙光
——克菲爾

　　俄國諾貝爾獎得主梅契・尼可夫博士（Élie Metchnikoff）曾在 1907 年發表著作《壽命延長：樂觀的研究》（*The Prolongation of Life: Optimistic Studies*），提出長壽與飲用發酵乳習慣之間的關係，是第一位提出益生菌概念的科學家，且在近年被尊為「益生菌之父」。而在東歐山區所盛行的傳統發酵乳克菲爾（Kefir）也在這樣的時空背景下，造就其為「北高加索地區長壽的祕密」的論點，以至延伸到現代，長久以來一直被認為是一種促進健康的保健食品。

第 1 章

源起

　　經過考古遺存與口述歷史，學者發現克菲爾在東歐、中亞、蒙古、西藏等遊牧民族聚居的地區都有類似的發酵乳，並已傳承數千年。據說最早出現的克菲爾，是存放在羊皮囊中的變質羊奶，但沒

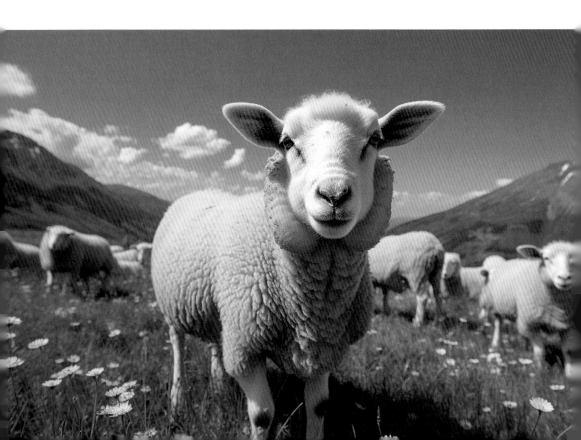

有證據說明克菲爾首次出現的時間、地點。現代公認，克菲爾的發源地為北高加索山區（Caucasus mountains）。

「**發酵跟腐敗是一體的兩面。**」食材放在某個環境中臭掉了，有時候覺得很臭，不能吃，這就是「腐敗」，是由於會導致腐敗的「**不好**」微生物作用；但有時候發現食材雖然變質了，但因為參與作用的微生物是好的微生物，發酵出來的味道好像還可以接受，而且吃起來沒有不良影響，就是「發酵」的初始概念。例如，最初發現克菲爾的人，覺得雖然乳變質了，但嘗了幾口之後感覺還不難喝，於是開始照著原本變質的過程培養。後來，大家都因為喝了這種發酵乳而變長壽了，克菲爾因此成為人人推崇的健康食品，流傳至今。

真神阿拉的禮物

克菲爾最早盛行於北高加索地區，尤其是厄爾布魯士（Elbrus）山區及鄰近的切爾克西亞（Cherkessia）、卡拉恰伊（Karachay）和巴爾卡爾（Balkaı）等地，往東傳到俄羅斯，往西擴散到歐洲、英國和加拿大、美國。1884 年左右，在俄國及東歐，克菲爾已廣為人知。

「Kefir」是高加索山區對發酵乳的統稱，傳說來自土耳其語

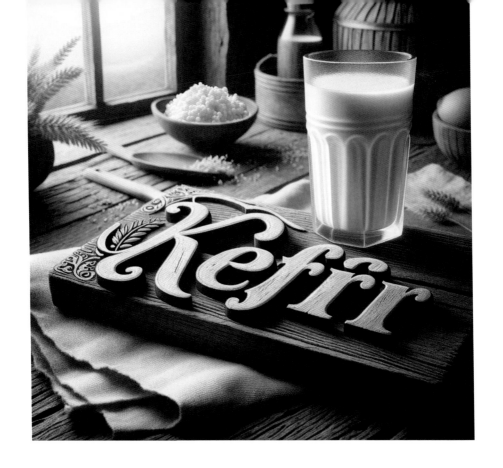

「Keif」，寓意「長壽」或「感覺愉快」（good feeling / feeling good），用來描述吃起來很清爽的美妙感覺。雖然每個地方對克菲爾都有不同的稱呼，但發音都與「Kefir」類似，目前已成為通用譯文。

高加索山區曾是鄂圖曼土耳其的領土範圍，居民以土耳其系的伊斯蘭教徒為主。他們普遍認為，上天把第一顆克菲爾粒送給先知穆罕默德，教穆斯林製作這種讓人健康長壽的飲料。所以，克菲爾

克菲爾　長壽村的祕密

才有「神賜的禮物」、「先知的種子」、「預言者之漿」、「真神阿拉賜給穆罕默德的禮物」等別名。

傳說與軼事

從北高加索山區的日常飲品發展成為今日風行全球的超級食物，克菲爾經歷許多有趣的轉折，相關的傳說、軼事也很多。

穆罕默德把第一顆克菲爾粒送給住在當地的卡拉恰伊人（或譯為卡拉柴人），並教他們如何製作克菲爾，因此居民對克菲爾粒及製作方式保密到家。據說，十三世紀義大利商人馬可・波羅曾路過此處並要求喝一口克菲爾，可惜未能如願。

十四世紀時，俄國醫界想要研究北高加索山區居民的長壽祕密，卻因卡拉恰伊人對克菲爾極端保護、不願透漏，只好透過乳酪商人找美女伊琳娜・薩哈羅娃（Irina Sakharova）來誘惑卡拉恰伊族王子貝克–米爾扎・巴喬羅夫（Bek-Mirza Barchorov），不料卻鬧出情愛糾紛。於是，沙皇尼古拉二世趁機命令巴喬羅夫交出克菲爾粒，才讓這種對健康、壽命有諸多好處的發酵乳，公諸於世。

益生菌之父

關於俄國科學家梅契‧尼可夫博士的理論，筆者覺得大家可能有點搞混了。一些證據證明，尼可夫博士是益生菌最早的定義者。他發現，北高加索山區的居民都很長壽，也發現居民都有喝發酵乳的習慣，但他所說的發酵乳，似乎並沒有提及克菲爾，而是後人將他的故事與克菲爾混淆。

尼可夫博士確實提及當地人有喝發酵乳的習慣，當然可能包含克菲爾，所以他給了一個很重要的假說，認為發酵乳中有很多好的細菌。他覺得，喝發酵乳讓人長壽，把其中所含的好的細菌定義為「益生菌」，並創造「Probiotics」一字，因而後世尊稱他為「益生菌之父」。

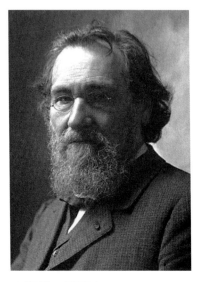

▲梅契‧尼可夫

◎ 照片來源：
由納達爾（攝影家）-
http://www.nobelprize.org/nobel_
prizes/medicine/laureates/1908/
mechnikov.html，公有領域，
https://commons.wikimedia.org/w/
index.php?curid＝18335182

至於當初尼可夫博士在北高加索山區找到的發酵乳，到底是不是克菲爾，目前已不可考；另一個有待商榷的部分，是尼可夫博士發現發酵乳的地區，與克菲爾的起源地區似乎不是同樣的地方。根據筆者查詢的資料來看，有些資料顯示是高加索山北側，還有一些資料提及某座山及一條河的上游，當地也與克菲爾的起源有關。筆者也下定決心，有生之年要去當地一趟，看看有沒有一些蛛絲馬跡，或許能從環境中找到克菲爾粒所含菌株的存在，證明克菲爾的起源地。

第 2 章

克菲爾是什麼？

多項研究顯示，腸道健康了，就能遠離便祕、憂鬱、中風等問題，所以歐美營養學界將發酵食品列為超級食物的第一名。

世界各地有許多傳統家庭手作發酵食品，如優酪乳、優格、克菲爾發酵乳、乳酪、泡菜、康普茶等。這些發酵食品含有豐富活菌和活性物質，可促進腸道益菌生長，並對改善腸道菌叢失衡有顯著效果。

天然克菲爾

天然克菲爾是由克菲爾粒（kefir grains）發酵而成。克菲爾粒富含多種乳酸菌、醋酸菌和酵母菌，而這些微生物所分泌的胞外多醣體會將這些微生物包覆，即成克菲爾粒。克菲爾粒加入乳原料中，經過一段時間的發酵，製成質地黏稠（creamy）的酒精性發酵

乳，即為克菲爾。

在發酵過程中，克菲爾粒中的微生物會在乳汁中大量繁殖，進而產生許多代謝物質，以及現今熱議的短鏈脂肪酸、蛋白質碎片等後生元及多種胜肽、胞外多醣等，都是人體腸道所需的微生物與養分，甚至是與神經傳導有關的物質，其保健的價值遠高過只含單一、或僅數種微生物的眾多發酵食物。

由於發酵作用中有酵母菌加入，會產出微量酒精及二氧化碳，讓克菲爾的口感與一般發酵乳不同，亦有稱之為「乳香檳」。

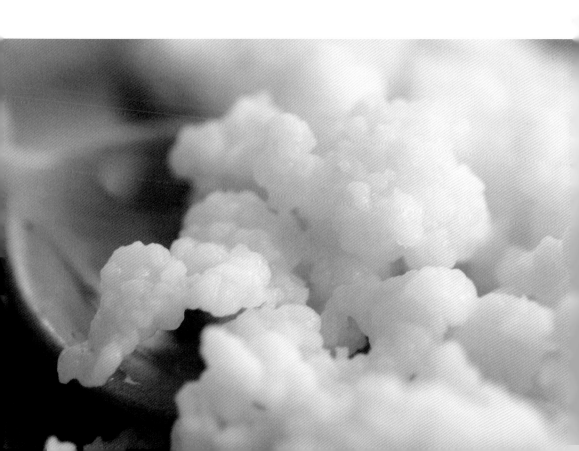

神奇的克菲爾粒

　　克菲爾粒不是單一菌種的名稱，而是一種含有多種微生物的共生複合體，存在其中的細菌等微生物會互相合作、彼此刺激，在外圍生成胞外多醣體薄膜（exopolysaccharides）——克菲蘭（kefiran），包裹所有的成分，形成顆粒狀的物體，形如一朵朵小花椰菜，顏色從白至奶黃都有。

　　天然克菲爾的多種菌種之間，會互相合作、彼此刺激，生成克菲蘭裹住大家，如同一個微小世界。

　　天然克菲爾粒源自數千年前東歐、中亞偶然發現的克菲爾，但可形成克菲爾粒的菌種搭配組合不是太多，其中必定有克菲爾乳桿菌（*Lactobacillus kefirnofaciens*、*Lactobacillus kefiri*）以及馬克斯克魯維酵母菌（*Kluyveromyces marxianus*）等代表性菌株，並且以一定比例的組合、彼此作用所產生克菲蘭，才可稱為克菲爾粒。

　　發酵過程中，克菲爾中的乳酸菌、乳桿菌負責發酵產生乳酸，而酵母菌可產出微量酒精及二氧化碳，造就其獨特的風味與口感。此外，還會產出多種短鏈脂肪酸、後生元、多種胜肽，甚至與神經傳導有關的物質，其營養價值極高。

　　在自然的狀況下，以克菲爾粒投入乳源，製作而成的發酵乳可產出新克菲爾粒的，才能稱為克菲爾發酵乳。然而，目前人類還沒

有辦法在實驗室中,從無到有培養出天然的克菲爾粒,最接近者乃為臺灣大學動物科學技術學系王聖耀教授的研究,已在實驗室中重現克菲爾粒之雛形。

獨特的吸附與融合能力

在環境中,克菲爾粒會吸附環境中的微生物,若這些微生物能存活,就會成為克菲爾粒的新成員。克菲爾粒中的微生物也會因環境而改變,或因生命週期到了而凋亡。在新舊菌株交替、重新組合的情況下,形成各地區獨一無二的新克菲爾粒。

隨時間推移,地域不同,克菲爾粒中的菌種組合也在不停變化之下,造就出不同的口感。科學家曾比對在高加索山區、臺灣、歐美、日本、西藏、巴西等地收集的克菲爾粒,發現各地克菲爾中所含的菌種不盡相同,甚至今天的微生物組合就可能與昨天不同。

然而,菌種會動態改變的克菲爾粒,並不利於標準化的作業程序(SOP),品質要求一致的商業化大量生產,科學家與企業因而改為從克菲爾粒分離出許多具有特定機能的菌株,製成菌粉,且在歐美官方大多已核准應用,技轉生產保健食品或營養補充品。因為是從克菲爾分離出的菌株,可稱為廣義的克菲爾菌。

克菲爾在臺灣

　　「Kefir」在臺灣被譯為克菲爾或克弗爾，學術界比較常用克弗爾或直接寫「Kefir」。

　　我的恩師，也是被譽為臺灣乳品之父的臺灣大學林慶文教授，是首位把克菲爾引進臺灣的人，並先後在臺灣收集來自臺北、宜蘭、新竹與蒙古的克菲爾粒，進行保種；但經過後續的研究，臺北株其實具有黴菌，其特性較貼近在北歐黏質發酵乳「viili」，而後續由臺大陳明汝教授與王勝耀教授重新確認並命名為「臺灣黏質發酵乳」（Taiwanese Ropy Fermented Milk, TRFM）。

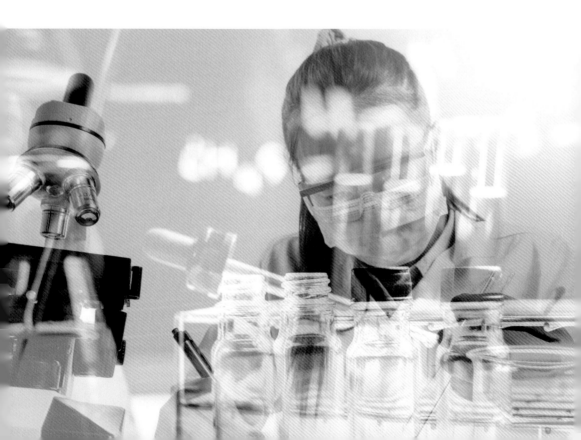

在林慶文教授的帶領下，學生積極投入相關研究，甚至畢業後仍在產學不同的位置上，持續探索克菲爾的奧祕，並把研究發現技轉業界，推出對應不同健康問題的克菲爾保健食品。

臺灣大學二十多年前從蒙古克菲爾粒分離出克菲爾乳桿菌 M1，並取得專利。衛生福利部於 2022 年 7 月核准克菲爾乳桿菌（*Lactobacillus kefiranofaciens*）應用於人類食品與動物飼料，帶動了菌株原料商開發技轉自臺灣大學之 *Lactobacillus kefiranofaciens* M1。2023 年 7 月，首次添加克菲爾乳桿菌 M1 的保健食品上市之後，2024 年 1 月開始，陸續有許多以 M1 為主之保健食品上市，因此引發話題。一時之間，以 M1 為號召的益生菌保健食品成為市場的新寵兒。但相較於歐美早在十多年前即已開放保健食品添加克菲爾乳桿菌，臺灣在這方面的確慢了許多。

表 1　天然克菲爾粒的常見菌種

乳酸菌	克菲爾乳桿菌 *Lactobacillus kefiranofaciens* 克菲力乳桿菌 *Lactobacillus kefiri* 副乾酪乳桿菌 *Lactobacillus paracasei* 乳酸乳球菌 *Lactococcus lactis* 腸膜明串珠菌 *Leuconostoc mesenteroides* 等
醋酸菌	東方醋桿菌 *Acetobacter orientalis* 等
酵母菌	釀酒酵母 *Saccharomyces cerevisiae* 單孢釀酒酵母 *Kazachstania unispora* 馬克斯克魯維酵母菌 *Kluyveromyces marxianus* 等

美麗「包膜」──克菲蘭

　　克菲蘭（kefiran）是克菲爾粒的胞外多醣體，有它將克菲爾乳桿菌等微生物包裹成團，這個小顆粒才能稱為克菲爾粒。現任國立臺灣大學生物資源暨農學院動物科學技術學系副教授王聖耀，即曾在 2011 年研究克菲爾粒的可能形成機制，希望在實驗室合成克菲爾粒[1]。過程中，研究人員把不同乳酸菌與酵母菌搭配培養，發現某些組合在一定的條件下，的確會產生類克菲蘭的物質，但無法讓包住的微生物，形成如克菲爾粒般完美的外表。

　　很多乳酸菌都會分泌胞外多醣體，但無法像克菲蘭一般，可以把多種微生物打包成漂亮的顆粒。國際學界都想找出可複製克菲蘭的微生物組合，一方面是出自好奇，一方面是因為近年來有科學家透過動物實驗或體外模型系統，發現克菲蘭有許多對人體有益的功效，例如可以預防或改善心血管疾病，具有改善花粉熱症狀等抗過敏作用，以及調節血糖、腸功能，改善腸道環境，維持肝臟健康，抗發炎，調整體質等。目前已有其它相關研究正在進行中，克菲蘭可說是極具醫療或輔助健康的前景。

發酵乳品的王者

　　全球許多地區及民族均發展出類似克菲爾、起司等傳統發酵乳品。隨著生物科技、發酵及食品製作新技術的介入，現代商業得以在既有的基礎上，大規模生產並開發新品，更因製作方式及菌種不同，可呈現不同質地與風味。

　　克菲爾或許不是最具經濟價值的發酵乳，但以營養價值來說，不論是菌種的多元性，或是在發酵過程中產出的胜肽、生物活性代謝物質等，都優於其它發酵乳品，堪稱發酵乳品界的王者。

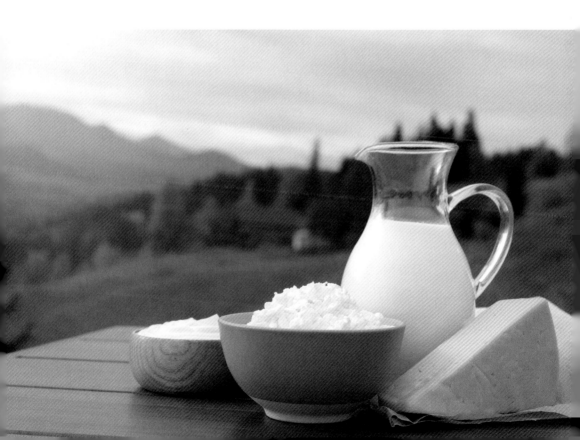

優格

「克菲爾是北高加索地區長壽的祕密」理論，啟發西班牙人艾薩克・卡拉索（Isaac Carasso）於 1919 年建廠製作優格，將其當成「長壽飲料」於藥房販售。此後，商用優格就在歐美廣為流行，並傳到全世界。

歐美的「Yoğurt」是指優格，須由保加利亞乳桿菌（*Lactobacillus delbrueckii* subsp. *bulgaricus*）與嗜熱鏈球菌（*Streptococcus salivarius* subsp. *thermophilus*）共同發酵而成。而優格依照其最終產品的質地，大致可分為凝態優格（set yogurt）、泥狀的攪動優格（stirred yogurt）以及液態優格（liquid yogurt；或稱 drinking yogurt），國內商業市場最大宗的優酪乳，在定義上即屬於液態優格。

根據國際酪農協會規定，優格中必須含有嗜熱鏈球菌（*Streptococcus thermophilus*，簡稱 S 菌）與保加利亞乳桿菌（*Lactobacillus bulgaricus*，簡稱 L 菌），而各國法規中會要求商品中必須含有一定菌數才可販售，如臺灣的法規即為每一毫升需要一千萬（10^7）以上的活菌數量。S 菌與 L 菌彼此共生，讓優酪乳質地濃稠及風味豐富，市售產品中都有這兩種菌。有些製造商會添加其它菌種來創造特別口感及特殊機能性，例如具抗過敏機能的加副乾酪乳桿菌（*Lactobacillus paracasei*）LP33，較菲德氏菌（*Bifidobacterium bifidum*）更可讓腸道保持酸性環境，減少壞菌繁殖等。

　　克菲爾與市售優格不同之處，在於克菲爾菌種的多樣性，也因而賦予它在保健功能上的多元，以及風味與口感之特殊。此外，國內優格與優酪乳的產品中，因為要提升適口性，部分產品會添加 5 ～ 15% 不等的糖，在肥胖率與相關疾病，如糖尿病等，發生率不斷攀升之情況下，對食用產品的選擇，不得不慎。

表 2　市售優格或優酪乳中常見的菌種

菌種	學名	簡稱或別稱
嗜熱鏈球菌	*Streptococcus thermophilus*	S 菌
保加利亞桿菌	*Lactoacillus bulgaricus*	L 菌
嗜酸乳桿菌	*Lactobacillus acidophilus*	A 菌
雙歧桿菌	*Bifidobacterium lactise*	雷特氏 B 菌、B 菌
長雙歧桿菌	*Bifidobacterium longum*	比菲德氏龍根菌
乾酪乳桿菌	*Lactobacillus casei*	凱氏乳桿菌
植物乳酸菌	*Lactobacillus plantarum*	
副乾酪乳桿菌	*Lactobacillus paracasei*	

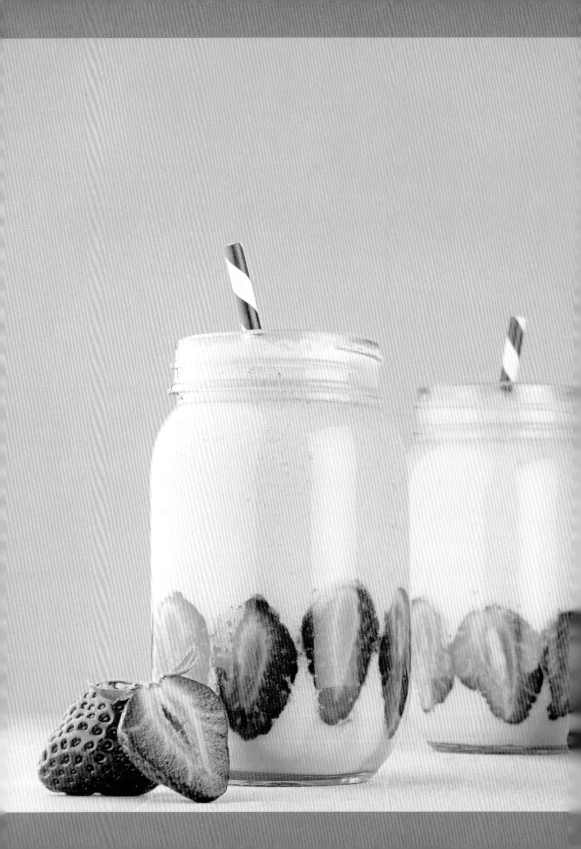

卷二 | 人類醫療的新希望

　　二、三十年前當學界開始研究克菲爾，主題多為其抗菌功效，體外實驗的抗氧化或腸道保健等機能。近幾年的研究則根據過去的基礎，進一步做動物實驗、甚至是人體實驗，觀察克菲爾應用於人體的抗氧化、抗老化等功效，各國包括美國、歐洲各國與巴西為多。臺灣與日、韓、中國等研究論文也日益增加，主題更擴及由克菲爾分離的菌株、胜肽，以及克菲蘭對身體機能的助益與醫療潛力。

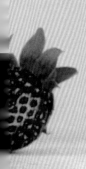

第3章

克菲爾的保健功效

就筆者的觀點來看,克菲爾粒可以經由發酵的過程,把牛奶或羊奶、甚至馬奶等,不同的食品原料基質,轉變成具有保健效果的健康食品。

而實驗證明,乳汁的保健效果並沒有我們想的那麼多,但經過克菲爾粒發酵後,就會轉變成具有多元保健功能的克菲爾發酵乳,其保健效果可分為直接與間接兩部分:

- **直接效果**:克菲爾中含有的益生菌與一些生物活性物質,可以直接讓人類或動物達到健康的效果。
- **間接效果**:克菲爾所含的微生物、益生質或其他成分,可以透過調節腸道微生物菌相,產生對人體或動物有益的保健效果。

保健成分

　　研究克菲爾的保健功能，通常會先從實驗室的「in vitro[★]」體外實驗或細胞培養的實驗開始。若有正向結果，再進一步使用動物實驗與人體臨床試驗來證實在活體中的保健功能。不同地區製作的克菲爾，其克菲爾粒的菌相與組成菌種也都不一樣，分泌物質、發酵過程的特性也不同。即使利用同一種克菲爾粒進行實驗，因乳源跟發酵條件的差異，也會影響微生物的生理與發酵特性，因而讓克菲爾的保健效果呈現多元樣貌。

科普角

　　「in vitro」，拉丁語是「在玻璃裡」的意思，意指進行或發生於試管內的實驗與實驗技術；更廣義的意思，則指活生物體之外的環境中的操作，即體外實驗／操作，用非生命實驗原料的方式所做的分析方法。

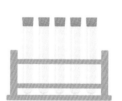

在證明克菲爾具有促進健康的機能性之後,學界一直想找出哪些是確實有效的成分,而且對人體有助益,目前歸納出四類成分,分別介紹如下。

益生菌 Probiotics

益生菌是研究克菲爾的重要核心。各國學界從克菲爾粒中篩選單一菌株進行實驗,雖然可確知被篩選出的菌株特性及其保健功效,有機會發展更多、投入工業化生產,但單一菌株無法涵蓋克菲爾的多元保健效果。

益生質 Prebiotics

也稱為益生元、益菌生,是天然食物中不易被人體酵素消化的多醣成分,包括水溶性膳食纖維與寡醣等,前者可促進腸道蠕動,後者是促進益生菌或其他微生物生長的物質。在克菲爾中,主要組成分為多醣體之克菲蘭被認為是主要的益生質成分。

後生元 Postbiotics

廣義來說,是活菌所分泌的物質或活菌本身帶有的一些菌體成分,具有保健效果。克菲爾在發酵過程中,可能會釋放出一些有機酸、短鏈脂肪酸或小分子化合物,有機會直接對宿主(動物或是人

類）達到保健效果。此外，克菲爾菌的菌體成分，如細胞壁等，也具有保健功效，如 *L. kefiranofaciens* M1 的熱失活菌體，在動物實驗中具有抗過敏與抗氣喘的功效。

胜肽類 Peptide

　　克菲爾菌株發酵時，會把大的乳蛋白質切成小片段的胜肽，而組成、大小與結構不同的胜肽，部分為生物活性肽（bioactive peptide），具機能性。

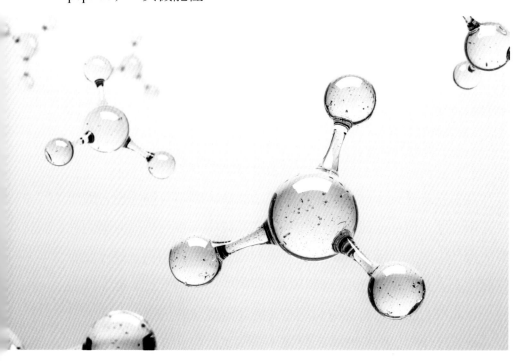

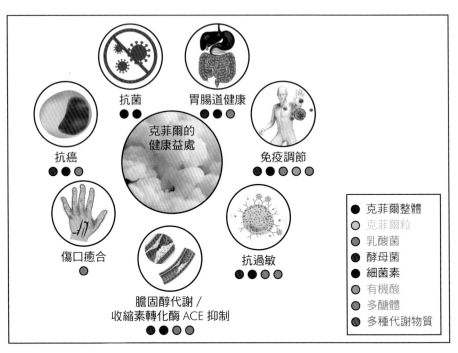

克菲爾的
健康益處

抗菌

胃腸道健康

抗癌

免疫調節

傷口癒合

抗過敏

膽固醇代謝 /
收縮素轉化酶 ACE 抑制

● 克菲爾整體
○ 克菲爾粒
● 乳酸菌
● 酵母菌
● 細菌素
● 有機酸
● 多醣體
● 多種代謝物質

▲克菲爾以及所含小分子、成分帶來的健康益處。

　　當學界發現克菲爾具有多元保健功能後，開始有團隊投入鑽研克菲爾胜肽，例如臺灣大學已在羊乳克菲爾中，找到抗高血壓的胜肽。現任中興大學陳全木副校長帶領的團隊則透過動物實驗，發現特定克菲爾胜肽具有預防骨質疏鬆症潛力，緩解睡眠障礙等機能性。近年來，巴西也有團隊長期研究克菲爾胜肽的抗氧化功能。

　　總之，學界已有非常多的證據，證明這些包含在克菲爾粒中，

克菲爾　長壽村的祕密

或是在發酵過程中產出的成分，在進入腸道之後，會與原本的腸道微生物進行交互作用，產生具有諸多的保健功能，並且腸道菌相也都會往好的方向發展。

腸道保健

消化系統裡住著上千種微生物，包括細菌、真菌、黴菌，甚至有古菌等，菌數多達 100 ～ 200 兆，有好菌、壞菌及中性菌[★]。每個人的腸道菌叢都各有不同的組合，目前科學界仍難提出所謂標準的健康腸道微生物組成，只能就健康狀態與腸道微生物組合進行大致的推論。可確知的是，在食用克菲爾後，在腸道菌相的組成中，好菌明顯有較多發展。

科普角

中性菌，又稱條件致病菌、伺機菌，是腸道中大部分的菌種，約有 60 ～ 70% 左右。平時不會對腸胃道產生影響，但隨著腸胃道中好、壞菌數量比例變動，中性菌會隨附於數量優勢的一方，發揮正面或負面的影響。

比較具指標性的看法是，一些研究實驗的結果表明，喝了克菲爾之後，乳酸菌、乳酸桿菌、乳酸球菌、比菲德氏菌等「好菌」的比例上升；大腸桿菌、產氣莢膜梭菌（*Clostridium perfringens*）等「壞菌」的比例會下降。

表 3. 衛福部公告的好菌、壞菌比例圖表

腸道微生物分類	菌名
好菌 （益菌、共生菌）	① **乳酸桿菌** 嗜酸乳酸桿菌（Ａ菌）、乾酪乳酸桿菌（Ｃ菌、凱氏菌）、鼠李糖乳酸桿菌、副乾酪乳酸桿菌、加氏乳酸桿菌、唾液乳酸桿菌、植物乳酸桿菌、短乳酸桿菌、洛德乳酸桿菌、芽孢乳酸桿菌、保加利亞乳酸桿菌（LB）、嗜熱鏈球菌（ST）、脆弱類桿菌、芽孢酪酸桿菌（CBM、宮入菌）等 ② **雙歧桿菌** 雙叉雙歧桿菌（Ｂ菌、比菲德氏菌）、長雙歧桿菌（龍根菌）、短雙歧桿菌、乳酸雙歧桿菌（雷特氏Ｂ菌）、嬰兒雙歧桿菌、成人雙歧桿菌等 ③ **布拉氏酵母菌** ④ **乳酸腸球菌、枯草芽孢桿菌等**
壞菌 （害菌、致病菌）	困難梭狀芽孢桿菌（困難腸梭菌）、產氣梭狀芽孢桿菌（魏氏梭菌）、金黃色葡萄球菌、病原性大腸桿菌、綠膿桿菌、克雷白桿菌、沙門氏桿菌、志賀氏桿菌、曲狀桿菌、霍亂弧菌、仙人掌桿菌、細梭菌、鏈球菌等
中性菌 （伺機菌、條件致病菌）	非病原性大腸桿菌、糞鏈球菌、脆弱類桿菌、厭氧性鏈球菌、酵母菌、黴菌、麴菌、真菌等

克菲爾對腸道保健功效的研究可以分為兩部分，其一是來自克菲爾產品本身對腸道保健的效果，這部分的研究占比較少；此外，是從克菲爾粒中篩選菌株，研究菌株對腸道保健的功效，或進而開發相關產品，這是目前最主要的研究方向。

吸附特性

克菲爾粒具有吸附周遭環境微生物的特性，變動性比較大，在實驗設計與操作必須面臨前後兩批克菲爾的微生物組成出現差異的問題，也會造成實驗結果誤差值較大。所以，學界較少直接以克菲爾成品或克菲爾粒來研究腸道保健的功效。

但研究較少不代表沒有。有研究團隊以小鼠為實驗對象，餵小鼠吃克菲爾，觀察牠們的腸道微生物菌相的變化。也有學者以化學藥物破壞老鼠的腸道屏障，誘發結腸炎，再餵實驗鼠吃克菲爾，證明可減緩腸道炎症。

特定菌株的保健效果

從克菲爾粒中篩選菌株進行動物實驗，探討這些特定菌株對腸道保健的效果的研究最多，包括臺灣、西藏與巴西等，都專注在這個領域。如最近國內很熱門的克菲爾乳桿菌 M1，即為筆者在就讀國立臺灣大學時的研究題目，探討 M1 對腸道發炎與食源性病源

菌感染預防之功效。此外，中國以篩自西藏克菲爾之乳桿菌 ZW3
（*Lactobacillus kefiranofaciens* ZW3），探索對腸道的保健效果[2]。

　　M1 與 ZW3*都屬於克菲爾乳桿菌株（*Lactobacillus kefiranofaciens*），
也是各國研究主要聚焦菌株，探尋對腸道的保健效果，例如 M1 可
緩解化學性誘發的結腸炎。

科普角

　　ZW3，由中國天津科技大學王豔萍教授團隊由西藏克菲爾粒分
離，首株完成全基因組測序的菌株，中國衛健委於 2020 年列為新食
品原料。

保護腸道上皮屏障

　　小腸、大腸的腸道上皮細胞會緊密連結在一起形成腸道屏障，
負責吸收人體需要的營養，並阻擋食物殘渣、微生物等異物誤入體
內，進而引起發炎與其他疾病，是維護健康非常重要的防線。

　　上皮細胞若不能緊密連結，腸道通透性會增加，壞菌或有害物
質就會從這些疏漏處入侵體內，也就是俗稱的「腸漏」，因此可能
會刺激免疫細胞，誘發身體產生慢性發炎或其他疾病，出現腸胃道
症狀，甚至可能進一步破壞腸道，讓更多微生物進到體內，引起菌

血症、敗血症、腹膜炎等嚴重後遺症。

補充一定數量的益生菌定殖於腸黏膜上皮，與壞菌競爭養分和增殖場所，可有效壓抑、減少壞菌的生長繁殖，促進腸壁細胞分泌黏液及黏蛋白，減少腸漏現象。克菲爾中含有可增進腸道上皮屏障功能的益生菌。

筆者曾在腸道上皮細胞培養中加入 M1，發現可以讓腸道上皮細胞生長、變多，細胞彼此間的連結與所形成的屏障也隨之變強，足以阻擋一些外界物質穿透。而在進行動物實驗時，先餵食大鼠 M1，再以化學物質破壞牠們的腸道上皮細胞屏障誘發結腸炎。結果發現，大鼠因為先吃了 M1，所以沒有產生嚴重的發炎症狀。

免疫調節

免疫系統是保護健康的第一線屏障，需要處在平衡狀態，可阻擋有害微生物、病原性細菌入侵。免疫如果過度活化會讓身體分泌過量抗體，容易引發發炎，甚至讓免疫細胞攻擊健康細胞，導致第一型糖尿病、紅斑性狼瘡等自體免疫方面的疾病。因此，體內的免疫調節必須要處在一個平衡的狀態，方能維持健康。

腸道聚集人體大部分的免疫細胞，有研究證據顯示克菲爾或某些克菲爾菌株，對腸道免疫細胞或其他免疫細胞具有調節的效果，甚至可適當地促進免疫系統活化。臺大團隊曾以 M1 進行實驗，發

現 M1 可適度增強巨噬細胞、樹突細胞等免疫細胞的活性，並可調節腸道的免疫活化，進而具有提升免疫力的潛力；例如筆者的博士論文中，發現 M1 可以藉由活化免疫系統，增加黏膜與血液中 IgA 的量，以達到減緩出血性大腸桿菌的感染。另一方面，臺大團隊也發現，M1 也可以藉由調節體內 Th1/Th2 細胞的平衡，達到減緩過敏與氣喘的功效。

抵抗病原菌，調整微生物菌相

腸道微生物菌相[★]的組成中，有好菌也有壞菌，也有正常存在、不好不壞的中性菌。

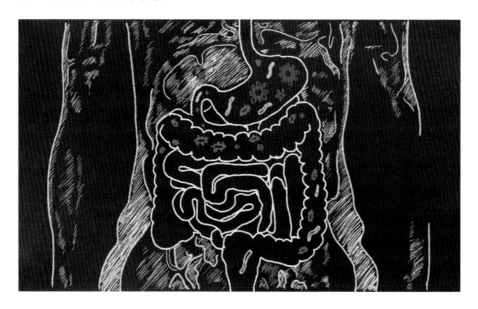

克菲爾 長壽村的祕密

在某些情況下，例如在飲食或生活中接觸到食源性的病原菌，包括沙門氏菌、病原性大腸桿菌、李斯特菌等，一旦這些病原菌被吃下肚，經過胃到達小腸或大腸後開始增生，破壞腸道，進而引發腸道發炎與感染。

運氣好的人，可透過食物中毒引起的腹瀉來排掉病菌，並藉由自身的免疫系統來抵抗病原菌感染，所以肚子痛幾天就沒事。如果腸道被破壞得太嚴重，又有其他微生物或其他病原菌進入體內，恐怕會引發菌血症、敗血症等全身性感染或腹膜炎等併發症，就必須到醫院施打抗生素，進行治療，否則會有死亡的風險。

科普角

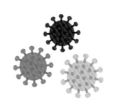

微生物相（microbiota），泛指「一群」棲息在植物或動物體內部與表層，或是環境中（例如土壤、深海、居住物等），肉眼看不見的微小生物。這些微小生物包括了細菌、真菌、病毒或原生生物，其與宿主之間發展出互利共生（symbiosis）、片利共生（commensalism）或致病（pathogenesis）關係。

之前的研究顯示，克菲爾能造成腸道微生物菌相的調整，對腸道微生物具有調節的效果。實驗時，曾以病原菌與克菲爾、或從克菲爾分離的菌株、代謝物，一起培養。克菲爾產生或分泌的一些物質會殺死病原菌，例如乳酸菌會分泌有機酸，讓腸道環境變成酸性，或產出一些抗菌胜肽，讓這些病原菌死掉。實驗結果顯示——克菲爾確實具有抗病原菌的功能。

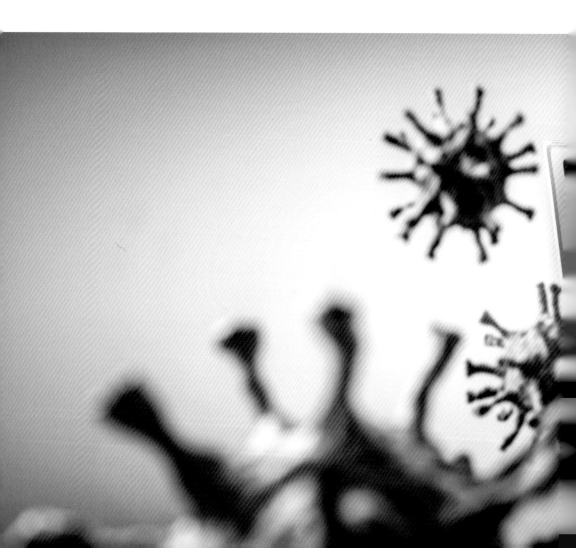

在筆者的博士論文研究中，曾以 M1 運用在不同的實驗平台，驗證它的抗病原菌功能。舉例來說，把大腸的上皮細胞與出血性大腸桿菌（EHEC）共養，EHEC 會分泌類志賀毒素（Shiga-like toxin）誘發嚴重的後遺症，包括溶血性尿毒綜合症（Hemolytic Uremic Syndrome, HUS）。但若在培養皿中加入 M1 活菌，EHEC 產生的毒素以及對腸道上皮細胞的破壞都被減緩。

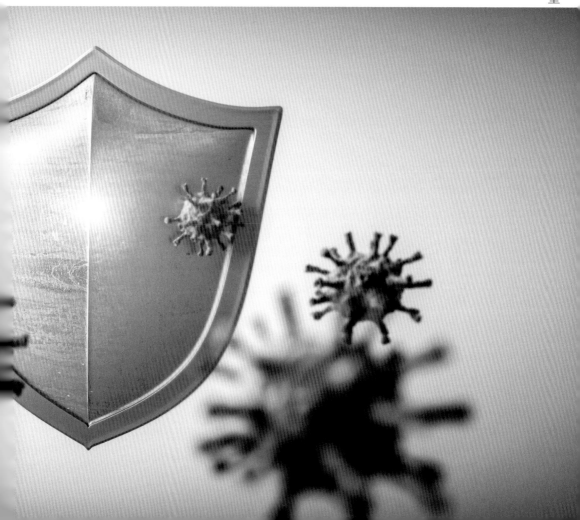

接著，我們在此基礎下進行動物實驗，先餵食小鼠 M1 活菌一段時間，再給予攻毒出血性大腸桿菌，發現腸道內的克菲爾菌可減緩 EHEC 毒性誘發的一系列症狀，腸道組織受損狀況與體內 EHEC 數量也大幅減少，血液中類志賀毒素量也比較低。另外，感染 EHEC 後，原本病菌會轉移到肝、腎並造成損傷。但實驗鼠先吃了 M1，這個轉移現象也隨之變少，老鼠血液中的 EHEC 相關抗體[★]，包括 IgA 免疫球抗體 A 以及針對 EHEC 的特異性 IgA 都有增加。

透過細胞與動物實驗，說明 M1 可以減緩出 EHEC 毒性的效果，這是源自於 M1 能增加宿主自身的免疫反應，以及有效維持腸道屏障的緣故。

科普角

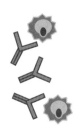

　　抗體，又稱免疫球蛋白（Immunoglobulin, Ig），分為特異性與非特異性。特異性抗體只針對某種特定感染病原，使機體獲得抵抗感染能力，一般是在微生物等抗原物質受到刺激後，才會形成的免疫球蛋白或免疫淋巴細胞。其中，IgA 免疫球蛋白存在於黏膜組織，如消化道、呼吸道以及泌尿生殖系統。

克菲爾 長壽村的 祕密

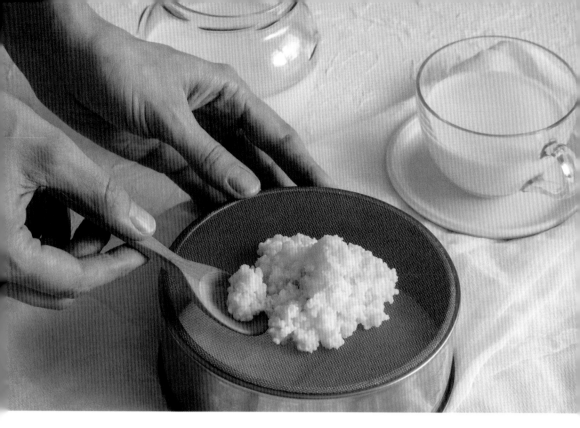

抗氧化

　　老化即為一種體內氧化進程的最終結果。此外，當感染疾病之後，細胞、組織會釋出氧化物質來殺死病毒或細菌，例如白血球和巨噬細胞會產生大量的自由基，以攻擊病毒、細菌，或是癌細胞等入侵人體的異物。自由基增加代表氧化作用加劇。因此，氧化既是老化的結果，在某些情況下，氧化也是疾病造成的。

　　近幾年來，抗氧化的研究與討論議題，會連結到老化、睡眠、記憶損傷、生殖障礙、心血管疾病以及放射線暴露等，尤其是包含

臺灣在內的許多國家，已進入高齡化社會，因此，減緩氧化與老化的研究題目，愈來愈重要。

為什麼日常生活需要重視抗氧化？

人們在日常代謝、成長，或感染疾病的情況下，身體會產生過氧化物。這些過氧化物透過很多方式攻擊正常細胞的細胞膜、細胞質，甚至 DNA、細胞核等細胞的成分，導致細胞老化、受傷或死亡。如果身體長期處於這種狀態，身體機能就會下降，加快老化。

在日常飲食中添加克菲爾以增加身體的抗氧化功能，就有機會阻斷或減緩氧化所引起的各種老化的病灶。

大部分神經退化性疾病（阿茲海默症、帕金森氏症、失智症等）的發病原因之一，都是氧化造成腦部細胞跟神經細胞的傷害與死亡，導致腦部機能退化。

各國針對克菲爾抗氧化的研究，有多種不同面向。十幾、二十年前即有很多針對克菲爾抗氧化的研究。在一般生化實驗中，研究人員利用克菲爾或由克菲爾分離的菌株移除一些自由基，發現有機會讓一些金屬離子的氧化能力下降，證實克菲爾有抗氧化的效果。

近十年來，開始有一些研究會利用細胞組織、動物實驗，來驗證克菲爾及其相關菌株在動物活體所具有的抗氧化功能。目前已知，克菲爾以及克菲爾所篩選出來多種益生菌、後生元以及胜肽，

都具有抗氧化的功能，尤其近幾年的研究都以細胞、動物實驗為主，陸續已提出足夠的證據。

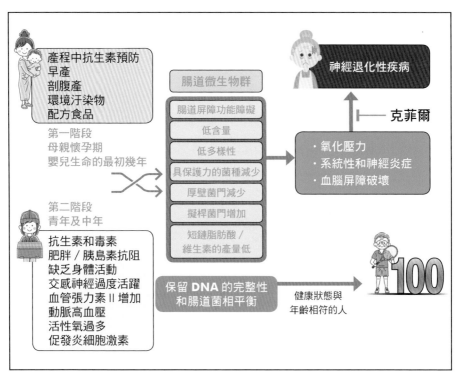

▲導致神經退化性疾病的累積因素。

老化

　　研究人員透過注射 D 半乳糖的方式，讓實驗動物的體內生成大量的自由基以加速老化，來觀察克菲爾是否具有減緩實驗鼠老化的進程。

　　筆者的團隊曾利用收集自彰化的克菲爾株中篩出、具有神經細胞抗氧化功能的克菲爾乳桿菌 K6（Lactobacillus kefiranofaciens K6）進行實驗，觀察氧化對老鼠的老化、記憶損傷、生殖等方面的傷害，以及 K6 介入後的變化。結果發現，實驗鼠誘發老化之後，會造成過氧化物於血液與腦部的積累，導致學習能力與記憶力下降，腦部神經細胞的數量也減少。

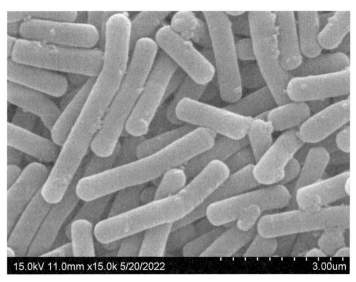

15.0kV 11.0mm x15.0k 5/20/2022　　　　　　3.00um

▲電子顯微鏡下的克菲爾乳桿菌 K6。

克菲爾 長壽村的 祕密

以 K6 的活菌及 K6 後生元餵食神經細胞受創的實驗鼠後，發現不好的症狀均有所改善，學習能力、記憶力下降速度趨緩，腦部累積的氧化物質逐漸減少，而腦神經細胞不再凋亡，證實 K6 具有抗氧化的效果。

近年睡眠障礙已然成為人類社會中的一道重要健康課題，且睡眠障礙會引起非常嚴重的氧化現象。當實驗小鼠在睡眠被剝奪時，體內累積很多氧化物質，腸道菌相亂了，腸道大量發炎、被破壞，體內也有很多發炎物質、氧化物質累積在腸道中，身體狀況很糟，沒幾天就死掉了。可見熬夜不睡或睡眠品質不佳，會造成身體出現嚴重氧化現象，影響健康。

因此，除了探討 K6 克菲爾乳桿菌的抗氧化與抗老化功能，筆者的團隊也正與現任國立臺北健康護理大學黃文經教授合作，研究 K6 對睡眠障礙的幫助。黃教授團隊以讓小鼠無法睡眠，但卻讓牠們維持大量運動進行研究實驗。

推論如果讓被干擾睡眠的實驗鼠吃了具有抗氧化功能的 K6 菌株，能使小鼠熬夜不睡的傷害沒有那麼大，且運動方面的表現也優於沒吃 K6 的實驗鼠，說明克菲爾可以協助人類降低在熬夜之後的氧化累積，進而減少熬夜所造成的傷害。但因為這項實驗還在進行中，克菲爾能否減緩睡眠不足造成的氧化現象，暫時還沒有具體清晰的結論或明確的因果關係的連結研究發表。

放射線傷害

　　具有抗氧化、抗發炎功效的克菲爾，還有一個令學界意外的強大功能，就是克菲爾可以保護人體、減少受到放射線的傷害。

　　巴西團隊曾研究克菲爾與放射線傷害的關聯性。利用放射線治療癌症，殺死癌細胞的同時，也會加速病人身體氧化並傷害其它健康的細胞。研究人員先以伽瑪射線（Gamma Ray）照射實驗鼠，在其體內誘發發炎跟氧化。在餵食實驗鼠克菲爾胜肽之後，顯示可以減緩其體內的氧化傷害。這也代表，克菲爾有機會減緩癌症病人因

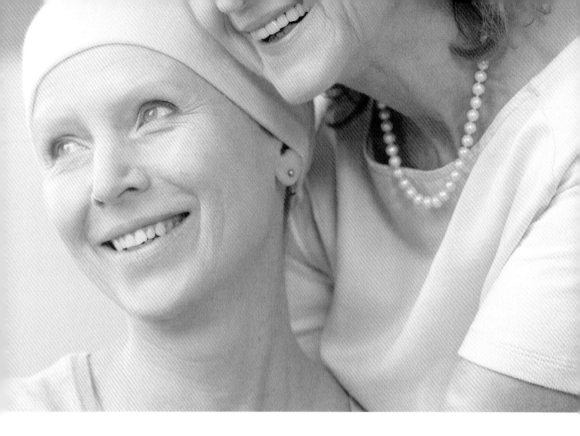

為接受放射線治療所出現的不適。

　　也曾經有團隊以平滑肌細胞進行體外放射線傷害試驗。人體肌肉大致分為三類：平滑肌、骨骼肌跟心肌。其中，平滑肌是內臟、血管的組成肌肉。研究團隊以伽瑪射線照射平滑肌細胞，觀察克菲爾對於細胞氧化，以及其對受損傷害的保護作用。雖然研究團隊並未說明為何以平滑肌細胞進行實驗，但推測與近年最受矚目的腦癌伽瑪刀（Gamma Knife）立體定位放射手術有關。

　　2020 年，埃及的開羅納斯爾市愛資哈爾大學與埃及國家輻射研究與技術中心合作，研究克菲爾的抗氧化功能。他們先餵實驗鼠

吃埃及傳統克菲爾，之後再以伽瑪射線照射，觀察老鼠的肝臟損傷與發炎。一如預期，先吃克菲爾的實驗鼠體內，發炎、氧化現象均減緩。伊朗也有團隊做了類似的研究，不過是以 X 光照射，觀察的是實驗鼠的淋巴球（淋巴細胞）會不會產生突變。結果發現，克菲爾可以減少細胞突變以及氧化反應。

這些實驗結果均表明，克菲爾對於放射線造成的細胞傷害問題，具有緩解、保護的作用，例如肝臟的受損減少、體內氧化壓力也會下降，細胞層級的抗氧化能力則有增加。

第 4 章

肥胖的風險

　　肥胖是現今社會的文明病。根據行政院於 2023 年 5 月公布的數據，國人 2017 ～ 2020 年的過重及肥胖盛行率，成人為 50.3%。

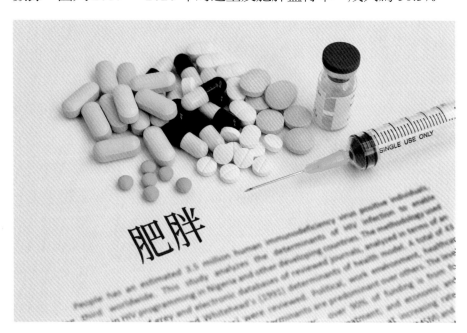

肥胖是逐步養成的，代表指標有以下兩項：

1. 腰圍過大

腰圍尺寸是預測心血管疾病風險的關鍵指標，女生超過 80 公分、男生大於 90 公分，就是腹部肥胖或內臟型肥胖。腰圍愈大，血壓以及血糖的升高就愈多，代表身體整體會出現較多的代謝疾病相關因子。

2.BMI 增加

BMI 值＝體重（公斤）÷ 身高平方（公尺）。成人的正常值為 18.5 ～ 24，若 BMI ≧ 24，代表已經屬於肥胖。

肥胖會讓油脂儲存於脂肪細胞內，讓脂肪細胞增大，而脂肪組織會釋出發炎訊號，讓身體處於全身性低度慢性發炎的狀態，進而造成組織、器官病變，中年以後罹患代謝症候群風險也隨之增加。一旦罹患代謝症候群，疾病風險將比一般人高出許多，如糖尿病、高血壓、高血脂、心臟病、腦中風、脂肪肝、肝病變、糖尿病、心血管疾病、腎臟病變、生殖障礙等慢性病也容易上身。

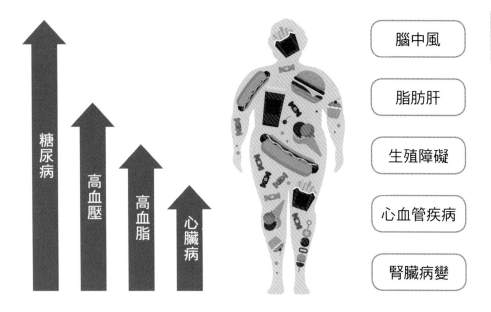

　　肥胖的問題影響層面可大可小，小在個人會因為肥胖困擾使生活品質下降，而且容易引發疾病，嚴重會導致失能、需要長期照顧時，也會牽連家人。大在會加重國家社會的醫療支出，成為財政極大的負擔（如健保）。所以如果可以預先藉由飲食調整，減少肥胖發生率或讓肥胖者不會引發疾病，會是一個不錯的策略。目前，各國醫學界已有不少利用克菲爾減緩肥胖引發病變機率的相關研究。

代謝症候群

2002 年，土耳其研究團隊曾進行臨床人體實驗，讓代謝症候群病人每天在膳食中，添加 180 毫升的克菲爾。經過 12 週之後，研究人員檢測病人狀況，發現血液中好膽固醇（高密度脂蛋白，稱 HDL）、壞膽固醇（低密度脂蛋白，稱 LDL）含量、血壓，以及血液中一些與發炎相關的激素量都降低。這些血液生化值與心血管疾病息息相關的指標均獲得改善，表明代謝症候群也朝好的方向發展。

2020 年，有團隊反向思考，透過人體試驗檢測腸道健康與代謝症候群的關係。參與實驗的是 BMI 值 30 的過重族群，觀察他們在長期食用克菲爾之後，對健康指標之一 ──血清解連蛋白（Zonulin），會產生什麼影響。

腸細胞分泌的血清解連蛋白若和腸道內皮細胞表面的受體結合，則會使腸道黏膜的緊密連接鬆開，導致腸道屏障受損，也就是俗稱的「腸漏」，會增加慢性食物過敏或慢性自體免疫疾病的風險。

腸漏時，血清解連蛋白有機會進入血液循環。所以，測量血中血清解連蛋白含量，可評估腸道屏障功能好壞。研究顯示，受試者每天食用 300 毫升克菲爾，三週後，血中的血清解連蛋白濃度會降

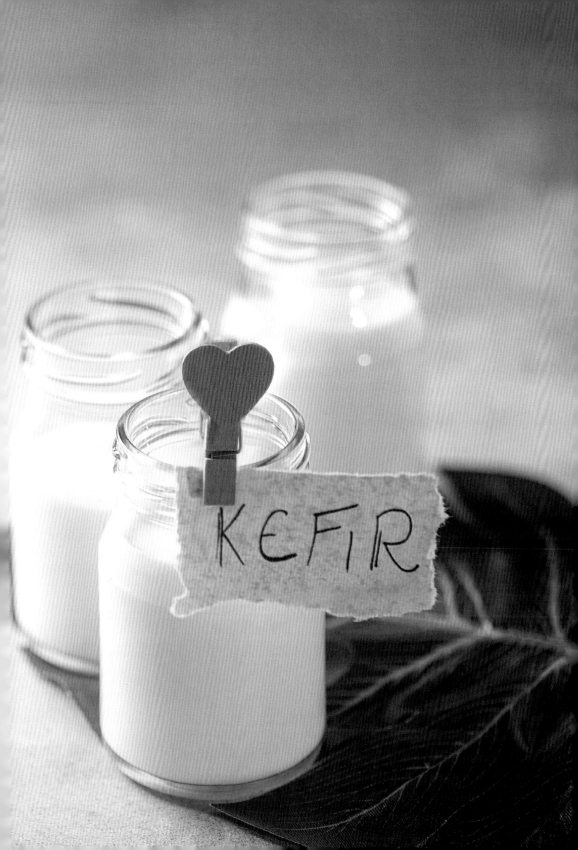

低，間接證明肥胖引起的腸漏問題，能因克菲爾而有所改善。受試者的健康往好的方向發展，這樣的結果讓受試者感到愉悅，在填寫問卷時，紛紛反映心情變好。

2019 年的另一項實驗則顯示，有代謝症候群的人，每天食用 180 毫升的克菲爾，一段時間後進行糞便檢測，發現他們的腸道微生物菌相也都有所改變。

血脂、脂肪肝

肝臟會囤積脂肪，若血液中攜帶過多脂肪酸到肝臟，超過肝細胞可以處理的量，多餘的脂肪就會在肝臟堆積。若過量脂肪達到肝臟重量 5 ～ 10%，就會形成脂肪肝，阻礙肝臟功能，導致毒素累積。

早在十年前，就有學者研究克菲爾在應對肥胖的問題。尤其在 2015 年之後，相關研究蓬勃發展。有南韓團隊在 2015 年時進行動物實驗，以乾的克菲爾粉劑餵養實驗鼠，八週後再餵牠們吃含有 60% 脂肪含量的飼料，讓牠們發胖。

這是一種高脂飼養的實驗模式，實驗小鼠變胖後，出現脂肪肝、高血壓、高血糖等症狀，用來模擬現代人因不良飲食習慣，如攝取油脂與熱量的壞習慣後所引起的各種現象，以探討疾病的發生與治療的方向。

　　研究人員發現，實驗鼠因為先吃了克菲爾，調整了體質，即使改吃高脂的飼料，體重不升反降。解剖後也發現，實驗鼠體內的脂肪累積減少，脂肪細胞也縮小，血液生化數值與基因表現也獲得改善，包括三酸甘油酯、血中總膽固醇、低密度脂蛋白膽固醇[*]濃度下降，肝功能指數 AST、ALT 下降，顯示實驗鼠的肝損傷減緩，脂肪合成基因表現下降，脂肪酸氧化基因及代謝基因上升，自然胖不起來。

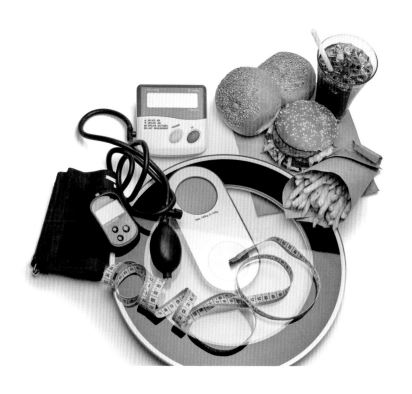

低密度脂蛋白膽固醇（**Low Density Lipoprotein-Cholesterol**，簡稱 **LDLC**），俗稱壞膽固醇或致粥瘤脂蛋白，可運送膽固醇及磷脂，不容易透過血管壁被組織吸收利用。若血中 LDLC 太多，容易淤積，恐造成血管栓塞或動脈硬化。

　　許多指標都可以顯示肝臟有無損傷，肝指數 GPT、GOT 是最常用的兩種。GPT、GOT 是肝細胞的兩種酵素：GPT（又稱 ALT，丙胺酸轉胺酶）與 GOT（又稱 AST，天門冬胺酸轉酶），存在於肝臟粒線體及細胞質。在肝臟代謝、解毒或合成物質的過程中，都需要這些酵素協助。一般來說，正常值應為 40 單位以下。

　　當肝細胞受到藥物、酒精、病毒、缺氧等傷害時，這兩種酵素會從肝細胞釋放到血液中，所以抽血檢驗這兩種酵素的數值，可評估肝臟是否發炎，但無法顯示肝病的嚴重程度。

　　因為脂肪肝、血脂、心血管疾病都與肥胖有關，所以就有科學家想藉由腸道微生物菌相來反推，找出減緩肥胖跟肝臟病變的原因，是否與腸道菌相有關。

研究指出，實驗鼠先吃一段時間的克菲爾之後，再改吃高脂肪飼料，雖然會變胖、出現肝臟纖維化現象，但與沒吃克菲爾的實驗鼠相比，受到的傷害較小，體重與肝臟損傷都有減緩趨勢，而且牠們的腸道菌相也有變化，乳桿菌科（*Lactobacillaceae*）、乳酸球菌（*Lactococcus lactis*）等好菌的數量明顯上升。

巴西團隊在 2017 年做過一項實驗，他們替出生第二天、天生血壓高的大鼠注射味精成分。研究人員再將牠們分組，其中一組從

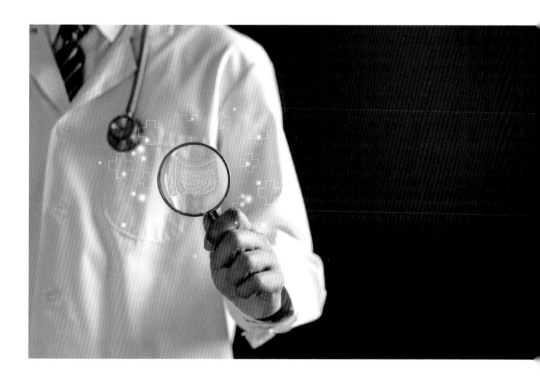

小餵食克菲爾的大鼠在長大後，雖然有代謝症候群，但其他各種不良的影響都有改善，例如血液的三酸甘油酯、肝臟脂肪量等，均呈下降趨勢；胰島素阻抗性、飯前血糖、飯前胰島素分泌量等，也都有不同程度的改善，糖尿病風險變低，發炎指標下降。

中興大學陳全木副校長的團隊也在 2013 年做過類似的實驗。他們使用研究第二型糖尿病的動物模型，利用基因突變、無法分泌可控制食慾的瘦體素（leptin），進而讓實驗小鼠沒有飽足感而導致嚴重肥胖。在餵養牠們吃克菲爾後，發現牠們的肥胖狀況有所改善，可逆轉脂肪肝，肝臟脂肪含量下降，能量代謝、基礎代謝率上升，GOT、GPT 以及三酸甘油酯、膽固醇都下降。

克菲爾胜肽可保護肝臟

克菲爾在發酵過程中，會從大蛋白質中切出許多小片段胜肽[*]，部分具有生物機能，稱為生物活性肽（bioactive peptide）。包括中興大學陳全木副校長的團隊在內，全球有多個學術機構正積極研究克菲爾胜肽的保健機能與其對人體的益處，以期能做更廣泛的應用。

陳副校長的團隊讓高脂飼養的實驗鼠吃克菲爾胜肽一段時間，再檢測身體各種數值，解剖後觀察其內部器官的變化。解剖發現，這些實驗鼠雖然變胖，但與沒吃胜肽的實驗鼠相比，肥胖狀況已獲得改善，包括體重減少，抑制一些發炎反應，尤其是內臟脂肪明顯減少，脂肪細胞縮小。

這項研究堪稱「臺灣之光」，是全球首次有研究團隊看到克菲爾胜肽對人體的益處，在學術圈可說是眾所周知。

科普角

胜肽（**peptide**），胺基酸組成的片段，為天然存在的生物分子，可由發酵過程中分解蛋白質而得。「Peptide」之名來自希臘文「πέπτω（péptō）」，意指為「軟化、使熟、消化」，有多種類型，可以根據其來源和功能進行分類。

近年來，陳副校長持續以克菲爾胜肽進行實驗，其中之一是以含 30% 糖分的高糖飼料餵實驗鼠。這些實驗鼠不僅變胖，還引發非酒精性脂肪肝（Nonalcoholic Fatty Liver Disease, NAFLD）。研究人員給予生病實驗鼠服用克菲爾胜肽，發現可以預防因高糖飲食所造成的不良影響，因此實驗鼠比較沒那麼肥胖，肝臟損傷的酵素指標 ALT、AST 降低，肝臟中的三酸甘油酯、膽固醇以及游離脂肪酸等都減少，免疫的相關細胞指數也隨之減少。簡單來說，克菲爾胜肽會減少脂肪累積跟堆疊，增加脂肪代謝能力。

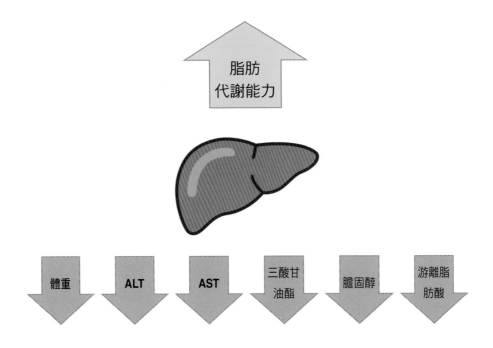

克菲爾　長壽村的祕密

其實吃得太油或太甜，並不一定是脂肪肝的元兇。形成脂肪肝的方式眾多，主因之一是酗酒或飲酒過量，稱為「酒精性脂肪肝」。如果不是因為喝酒造成的，則稱為「非酒精性脂肪肝」，成因包括身體製造過多的脂肪，代謝脂肪的速度不夠快等。

引發非酒精脂肪肝病變的主因是肥胖。脂肪肝的症狀通常不會造成永久性的傷害，因為肝臟能自我修復，生成新的肝臟細胞。只要採取健康的飲食，維持良好的作息與生活習慣，仍有機會可以逆轉脂肪肝。但是如果肝臟持續受損（**肝炎**），沒有給它修復期，可能就會留下永久的損傷，導致肝纖維化（**肝硬化**）。若未能妥善處理，最後就會形成**肝癌**。這個過程就是俗稱的**「肝癌三部曲」**。

生殖障礙

新生兒減少，人口數下降的問題，已成為眾多已開發國家的人口危機，包括臺灣在內。其中不乏想生、卻生不出來的適齡男女，因而不孕門診、生殖醫學成了熱門顯學。

為了找出現代人不孕的原因，科學家從眾多的研究中，發現肥胖會引起全身性發炎與氧化反應，破壞人體組織，包括生殖細胞，因而出現生殖障礙。為此，突尼西亞學界在 2022 年進行了一項大膽的實驗，利用高脂飼養的肥胖雄性大鼠，研究其在飲用克菲爾發

酵乳之後，是否可改善肥胖引發的生殖障礙。

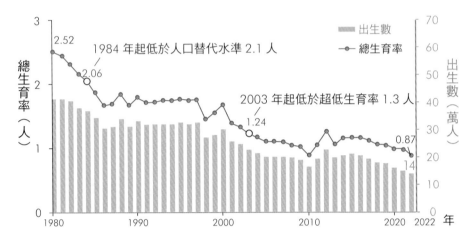

▲ 臺灣總生育率統計。
◎ 資料來源：國家發展委員會 https://www.ndc.gov.tw/Content_List.aspx?n=F1A11260E1728490

　　研究人員指出，高脂餵養的實驗鼠睪丸組織會受傷，但吃了克菲爾的實驗鼠，睪丸組織結構比較正常，精蟲量、密度、存活性、移動能力、變形均有改善，生精作用[★]比較正常，證實雄性實驗鼠因為肥胖導致的生殖障礙，在吃克菲爾之後，可以有所改善。

　　此外，在我們團隊的研究中，將分離自彰化克菲爾的 *L. kefiranofaciens* K6 與 *L. kefiranofaciens* K14 菌株用來餵食老化的實驗鼠，發現可以降低老化所誘發的氧化壓力，以及提升精蟲的活

克菲爾　長壽村的祕密

力。雖然後續還需進一步人體實驗，但這項研究發現已讓醫學界及有相關困擾的男性有了新希望。

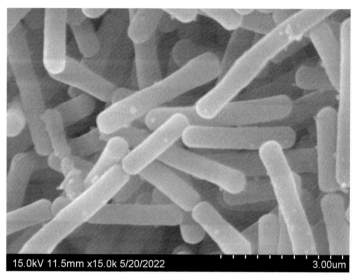

15.0kV 11.5mm x15.0k 5/20/2022   3.00um

▲電子顯微鏡下的克菲爾乳桿菌 K14。

科普角

生精作用（**spermatogenesis**），有性生殖的雄性動物睪丸中，生殖細胞從精原細胞一直發育到成熟的精子的過程。

體重管理

　　部分研究論文中，出現克菲爾可以縮小脂肪細胞、增加脂肪代謝基因的論述。在肥胖盛行率高的現今，醫學界希望找出克菲爾與肥胖的關聯性，解決肥胖問題。而就像前述所提及，克菲爾內存在著大量益生菌，但這些克菲爾益生菌對於肥胖的影響是如何，將在本節進一步做介紹。

　　阿根廷團隊在 2017 年即利用克菲爾中分離出的一株克菲爾乳桿菌（*Lactobacillus kefiri*）進行實驗。研究人員先讓實驗鼠正常吃喝，並在其中一組餵飼這株菌。一段時間後，再把兩組實驗鼠的飲水換成加了 20% 果糖的高濃度糖水。

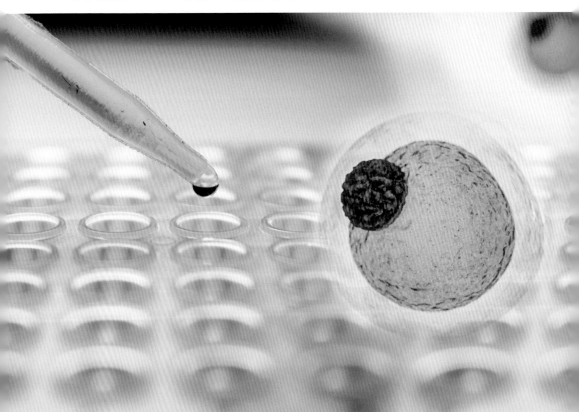

一如預期，實驗鼠很快變胖，脂肪組織累積，而且有脂肪組織發炎指標與一些細胞激素濃度升高的現象。但是，在吃了克菲爾乳桿菌的那組實驗鼠狀況卻好很多，發炎指標、血液及肝臟的三酸甘油酯等數值不升反降，而且瘦體素[*]濃度上升[3]。

這個實驗模擬的情境與臺灣手搖杯飲料盛行的現況類似。手搖飲以果糖或高果糖糖漿調味，其中包含轉化葡萄糖與蔗糖。一杯700 毫升飲料中，含糖量約 60 克，相當於 15 顆方糖，含糖率超過10%。這種精緻糖，尤其是果糖的大量攝取，會使人體代謝產生改變，甚至導致痛風。依照阿根廷研究團隊的實驗，如果輔以克菲爾乳桿菌的攝取，對健康會有好的影響。

科普角

瘦體素（leptin），又稱瘦體蛋白。「Leptin」來自希臘文的「leptos」，意指「瘦」。瘦體素是一種含有 167 個胺基酸的蛋白質，主要由脂肪組織分泌。

瘦體素與內分泌、免疫有重要的關聯。瘦體素濃度降低，會刺激中樞神經系統增加食慾，減少能量消耗；瘦體素濃度增加則會減少食慾。等量體脂肪，女性瘦體素比男性多二至三倍。

愛美的南韓也積極研究減重，光是 2017 年就至少有三項克菲爾益生菌減重的相關研究，後續也有多篇相關論文發表，成果豐碩。

　　南韓首爾建國大學與漢陽大學合作，以克菲爾粒分離出「*Lactobacillus kefiri* DH5」菌株，用於高脂肪飲食的研究，發現實驗鼠因高脂肪飲食造成的代謝問題獲得改善。除了體重、血中壞膽固醇下降，一些脂肪組織中的脂肪調控基因也會有所改變，微生物菌相亦有改善[4]。

　　克菲蘭（Kefiran）是克菲爾菌所分泌的一種胞外多醣體[★]（EPS）。2017 年，南韓團隊試圖以克菲蘭對抗肥胖，第一步是在實驗室中，以克菲蘭作用於分離的脂肪細胞，可明顯看到克菲蘭能抑制脂肪生成。

　　隨後研究人員開啟動物實驗，以高脂飼料餵養讓實驗鼠變胖，再將牠們分組之後，在其中一組的高脂食物中添加了克菲蘭，結果發現，除了可以減緩高脂飼養所引起的體重增加之外，脂肪組織的重量及血液中的低密度脂蛋白膽固醇（LDL，也就是壞膽固醇）的含量，也隨之減少。

克菲爾　長壽村的祕密

胞外多醣體（**Exopolysaccharides**，簡稱 **EPS**），是一種在乳酸菌生長及代謝的過程中，產生並分泌到細胞壁外形成的天然多醣體，都是微生物適應環境的產物。在文獻裡能看到，多醣體對一些疾病有調理作用，包括增強免疫力、抗炎、調理腸胃等。

　　南韓首爾建國大學、漢陽大學與美國農業部合作，針對克菲蘭進行研究，發現實驗鼠吃了克菲蘭之後，這些實驗動物的糞便中，次世代益生菌 AKK（*Akkermansia muciniphila*）隨之增加[5]。被稱為「減肥菌」的 AKK，是哺乳類動物腸道中的絕對厭氧菌，而且瘦的人體內的含量比胖的人更多，具有改善代謝、調節免疫與增強腸道屏障的功能，被認為與肥胖調控有關，有預防、治療肥胖及糖尿病的潛力，堪稱是近年最熱門的明星菌株之一。

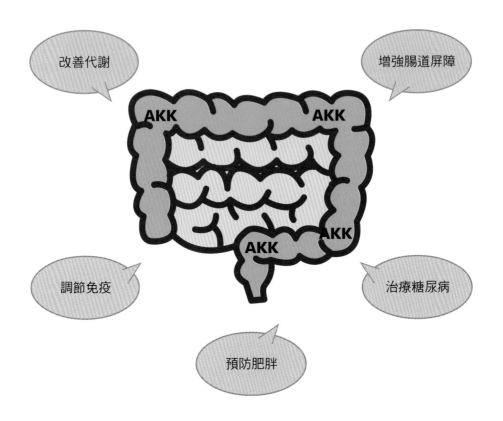

2021 年，南韓漢陽大學的研究團隊先讓實驗鼠吃高脂食物，讓牠們變胖之後，再把克菲蘭中的乳酸菌表面蛋白質（Surface Layer Protein，簡稱 SLP）分離出來，給高脂飼料誘發肥胖的實驗鼠吃。結果發現，實驗鼠的體重及脂肪組織減少，血液中三酸甘油酯的量減少，胰島素阻抗性等與肥胖有關的指標也有改善，顯示

SLP 有機會對抗因肥胖引起的代謝症候群，以及與肥胖有關的脂肪細胞基因表現都獲得改善，並且提升脂肪代謝基因[6]。

　　這些從克菲爾益生菌所分離出來的胞外多醣體與 SLP，即符合近年被定義的後生元（Postbiotics）概念。這個南韓團隊於 2022 年持續研究克菲爾的相關後生元，並開發相關產品。研究人員表示，在肥胖實驗鼠的飼料中添加克菲爾後生元，一段時間後，實驗鼠的體重、脂肪重量、血液中三酸甘油酯、胰島素阻抗性、脂肪組織相關的基因表現等，均獲得改善，同時有減少脂肪生合成的基因，增加脂肪代謝的基因表現。

　　在臺灣也有類似研究。筆者的好友陳詠宗博士與林金生博士的團隊，在使用克菲爾複合菌粉餵食以高脂飼養的肥胖實驗鼠。結果表明，實驗鼠除了體重下降之外，其他衍生性疾病，如糖尿病前期、肝病變等指標也都有所改善，而且葡萄糖耐受性提高及肝臟纖維化減少等。

第 5 章

克菲爾對骨質疏鬆症的效益

　　骨質疏鬆症學會在 2023 年於臺灣舉辦的「亞太地區骨質疏鬆症長期接續治療共識會議」中指出，臺灣 65 歲以上的人口，發生一次以上脊椎體壓迫性骨折的比例中，女性占 19.8%，男性占 12.5%，更年期婦女的骨質疏鬆症盛行率更高達 30%，因而認為──骨質疏鬆症是臺灣全民健康未來高度隱憂。相關會議共識內容整理後，在 2024 年 3 月發表於知名國際期刊《骨質疏鬆症與肌少症》（"Osteoporosis and Sarcopenia"）

悄然流失的骨質

　　人體骨骼的骨量大約在 20 ～ 30 歲會達到最高峰，之後骨量逐漸減少，尤其女性的骨量流失情況更為嚴重。女性骨質原本就比男性差，停經以後，由於荷爾蒙減少，骨質會快速流失。若骨質流失過多，使得原本緻密的骨骼會產生許多孔隙，呈現中空疏鬆的現象，使得骨骼變脆、變弱。此外，女性的平均壽命較男性長，生活因骨質疏鬆而受影響的程度，也就更加嚴重。

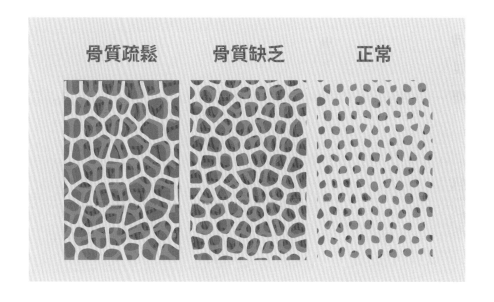

骨質疏鬆　　　　骨質缺乏　　　　正常

骨質疏鬆症是一種沉默的疾病，無法如同高血壓、高血脂、高血糖等，透過健康檢查時的抽血檢測或每天量血壓，隨時掌握狀況。如果沒有每年定期進行骨密度檢測，大多數人會因為沒有明顯的症狀而忽略。人們頂多就是在步入中年之後，感嘆自己的體格不如年輕時挺拔，不僅身高變矮，也開始有駝背的現象。最常見的，就是將久坐造成的下背部疼痛，認為是老化的正常現象，並不會聯想到是因為骨質流失而引起不適，也就不會額外安排骨密度檢測。

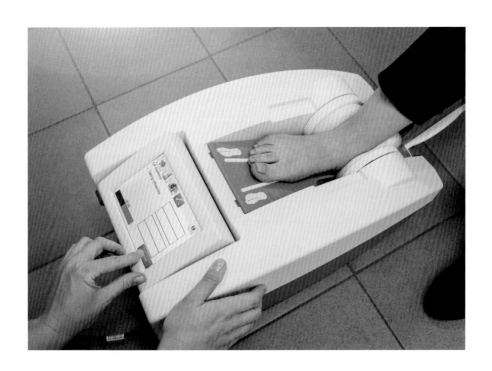

克菲爾 長壽村的祕密

其實，若已經有變矮、駝背、背痛等症狀，就代表已有嚴重的骨質疏鬆問題。病人往往只是輕輕絆了一下而跌倒，或是突然用力過猛，如彎腰搬運物品等，就造成骨折的嚴重後果。

高齡者經常因為跌倒，摔斷了影響行動力的骨頭，例如大腿骨或骨盆等，因傷害帶來的疼痛或長時間臥床，其健康狀況便急轉直下。許多嚴重骨折的病人，因為傷殘失能而影響生活品質，甚至死亡。

幫助存骨本的克菲爾

世界骨質疏鬆基金會指出，每個人都應該從年輕就開始存「骨本」。根據統計，每增加 10% 的骨密度，就可以讓骨質疏鬆症出現的時間延緩 13 年。因此，不論在哪個年齡階段，我們都需要攝取均衡與足夠的營養素，來維持骨骼健康。

為了預防並治療骨質疏鬆症，不少科學家紛紛投入研究，希望找出預防與治療的方法。其中，不少以克菲爾發酵乳為研究主軸，且已獲得令人振奮的好消息。

自 2015 年起，中興大學陳全木副校長陸續發表多篇關於克菲爾預防、減輕骨質疏鬆症的論文，闡述利用動物實驗證明克菲爾在活體的效果。因為克菲爾在發酵過程中，可以將牛奶蛋白降解為各

種具有促進健康作用的胜肽，其中也包括了可以對抗骨質疏鬆症的胜肽，其有助於增加骨密度、骨質合成與減少骨質流失。

　　最早在 2015 年的研究中，研究團隊使用了切除卵巢的雌性大鼠，以模擬更年期後停經以及缺乏雌激素的婦女所發生的骨質疏鬆症。研究人員在餵食切除卵巢的雌性大鼠克菲爾 12 週之後，觀察實驗大鼠骨質疏鬆症的情形。

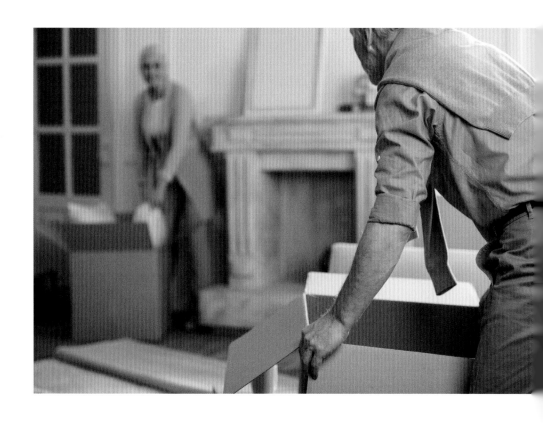

克菲爾 長壽村的 祕密

　　結果顯示，長期服用克菲爾可改善卵巢切除大鼠的骨質疏鬆症，包括骨轉換率、骨密度、骨小樑厚度、骨小樑數量以及骨頭強度等，都有所提升。而且，可以在腸道上皮細胞透過 TRPV6 鈣通道增加鈣攝取，具有預防更年期骨質疏鬆症發生的潛力。

　　該團隊在同一年，招募了 40 位骨質疏鬆症病人，進行人體臨床試驗，評估除了吃克菲爾之外，同時補充碳酸鈣的情況之下，對鈣吸收與疾病改善的效果。結果顯示，在六個月的試驗期之後，每天吃克菲爾乾燥粉末的病人，相較於沒有食用的病人，他們的脊柱與髖骨的骨密度增加，血液中的骨質標誌物改善，以及血液中與骨質重塑有關的副甲狀腺素（Parathyroid Hormone, PTH）濃度增加，證實了克菲爾的確可以在人體中，發揮改善骨質疏鬆症的效果。

　　另外，陳副校長的團隊更在 2020 年，找出了克菲爾改善骨質疏鬆症的有效成分，即為源自於克菲爾發酵時所釋放出的胜肽。他們同樣使用卵巢切除之雌性小鼠，以模擬女性更年期的骨質疏鬆症。更年期小鼠在每日服用克菲爾胜肽八週之後，骨密度增加、骨小樑數量增加、骨頭強度變強，且腸道微生物組成有所改善。

　　陳副校長的團隊，開啟了全球第一個探討克菲爾與骨質疏鬆症的研究，更是目前全球研究此項題目的領頭羊。陳副校長的研究也引起了其他國家的興趣，如伊朗設拉子醫學大學的研究人員在 2023 年發表的論文，顯示在克菲爾中添加 Omega-3 和維生素 C，

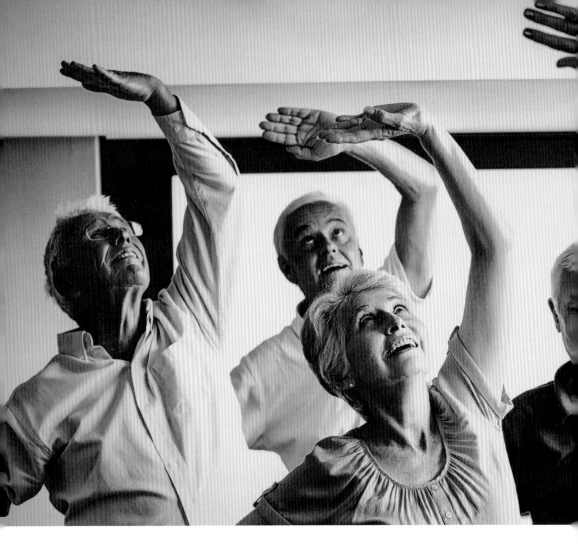

可能透過抑制發炎而對骨質流失具有保護作用。同時，對於預防停經後所出現的骨質疏鬆症來說，很有成效。

　　巴西塞阿拉聯邦大學醫學院在 2022 年所做的動物實驗，則發現持續服用克菲爾並規律運動，可以改善骨強度和生物力學，刺激骨形成和調節骨重塑，並且能增加骨質疏鬆症發生後的膠原骨填

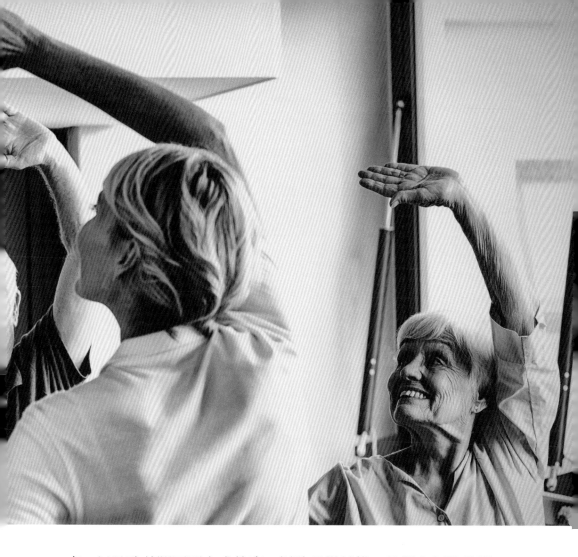

充，以及改善膠原蛋白成熟度，增強骨微結構、品質和新陳代謝。

綜上所述，無論是克菲爾或是所衍生的胜肽，在動物實驗與人體實驗中皆證實了具有改善骨質疏鬆症的功效。在邁入高齡化社會的臺灣，或許也能用來改善長者們的健康與生活品質。

第 6 章

全球的疾病干預或治療研究

　　現代人多半營養不均衡，不論是胖或瘦，都可能因為吃得太油、太甜而出現高血脂、高血壓、高血糖等問題。內臟囤積過多脂肪，不僅罹患心血管疾病、動脈粥狀硬化等各種慢性病的風險增加，也會造成體內的水及鈉離子滯留過多，加重腎臟負擔，產生病變。

　　根據國健署資料顯示，2022 年國人死於三高慢性疾病人數已達 6.94 萬人，超越癌症的 5.19 萬人。世界衛生組織（WHO）的統計數字更表明，三高引發的慢性病問題已在全球造成極大的危害，導致每年約有 4100 萬人死亡。因此，全球醫學界都在積極尋覓解決的方法，近五年的研究重點之一，就是克菲爾及其相關的物質。

　　過去二十多年，學界關於心血管疾病的研究相當多，但罕見與克菲爾相關的報告。近年因為歐美掀起健康風潮，加上 COVID-19 疫苗與治療藥物的研發需求，克菲爾突然爆紅，成為熱門研究的主題，更有意想不到的「驚喜」，其中之一即是克菲爾改善高血壓及心血管疾病的優異成效。

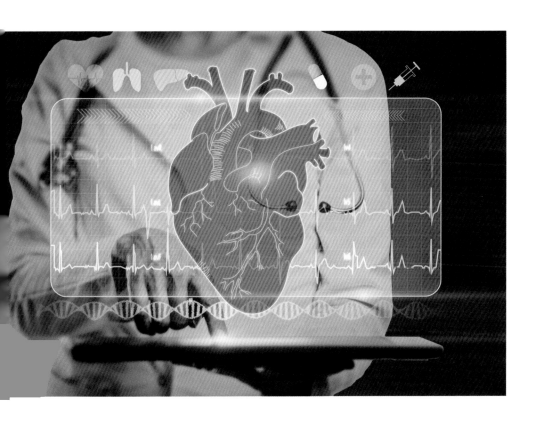

心血管疾病、高血壓

　　科學家最早是希望透過克菲爾介入心血管疾病的研究，驗證克菲爾胜肽具有的抗氧化機能，卻意外地在動物實驗中，發現心臟出問題的大鼠，吃了克菲爾後，各項重要指標都獲得改善，因而衍生出更多深入實驗，找出了克菲爾中真正影響心血管疾病的成分。

　　學界研究心血管疾病、高血壓議題時，是以自發性高血壓大鼠（Spontaneously Hypertensive Rat，簡稱 SHR）做為主要的實驗對象。2002 年，為了做實驗，筆者曾經養過這種大鼠，牠們因為基因突變，生來血壓就高，眼睛是紅的，脾氣暴躁，一有人接近就會攻擊，就連身為飼主，筆者依然被咬過兩次，每次都得到醫院縫合傷口。但這種自發性高血壓大鼠在動物實驗中應用廣泛，除了高血壓實驗外，也是過動症（ADHD）研究的實驗用鼠（過動症會導致腦部損傷，長期用藥會引起高血壓）。

　　2003 年的實驗中，筆者發現 SHR 每次吃克菲爾之後，4 ～ 6 小時內血壓會下降，但一段時間之後，血壓還是會上升。後來，中興大學陳全木副校長與前大葉大學陳小玲教授的團隊，從克菲爾中分離出可有效降高血壓的一段胜肽，效果不錯。

克菲爾胜肽可以降血壓

西班牙研究人員在 2005 年從羊乳克菲爾中找到有潛力的胜肽，可抑制血管緊縮素轉化酶（Angiotensin Converting Enzyme, ACE），因此具有減緩血管收縮與調節血壓的潛力。

克菲爾的活性物質有益心血管健康

加拿大阿爾伯塔大學團隊曾與愛爾蘭科學基金會（APC）的微生物組保羅·D·柯特（Paul D. Cotter）博士合作，將實驗鼠分為三組，連續八週分別餵食傳統克菲爾，去除微生物的克菲爾，以及加熱過、只有死菌的克菲爾，來觀察實驗鼠的血脂（plasma lipids，包括膽固醇、三酸甘油酯、磷脂質）、葡萄糖、胰島素、內皮功能和發炎等變化[7]。

結果發現，所有實驗鼠的血液中膽固醇都降低，但只有餵食含活菌傳統克菲爾，可降低實驗鼠肝臟內的膽固醇及三酸甘油酯，而且與餵食含死菌克菲爾的雄性實驗鼠相比，體內的 I 型血管細胞黏附蛋白*（VCAM-1）含量降低（過高，代表內皮細胞受損，會讓血管硬化及血小板凝集，導致心血管疾病）。也就是說，克菲爾中的微生物不論活、死，都對心血管有益。

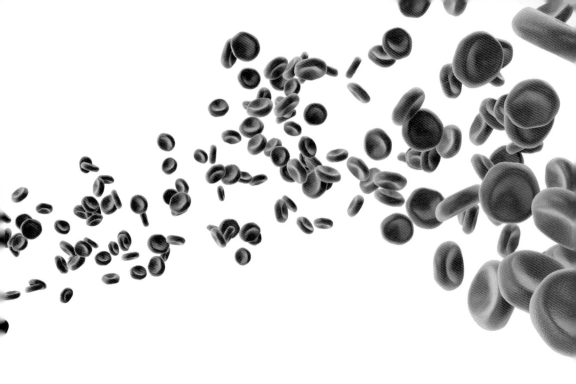

克菲爾有助於保護血管內皮細胞

　　巴西科研人員對克菲爾實際應用於人體的研究相當多，尤其是維拉維爾哈大學發表過多篇相關論文，也曾在評估克菲爾抗氧化性的實驗中，發現克菲爾及其產出的胜肽，對心血管疾病有助益。

　　2015 年發表的實驗論文中，提及研究人員讓腎性高血壓實驗鼠喝傳統克菲爾，收縮壓下滑 37 mmHg，ACE 活性降低 19%，驗證克菲爾可降活體的高血壓。所以，研究人員積極分析克菲爾，共計找出 35 個有潛力可降低 ACE 活性的胜肽，但可惜的是沒有進一步相關的實驗，最後的結論只有「克菲爾具有抗高血壓的潛力」。

克菲爾　長壽村的祕密

另一項針對高血壓的實驗，是讓自發性高血壓大鼠（SHR）服用克菲爾 60 天，牠們不僅血壓下降 15%，血壓過高造成的心跳過速的現象也獲得舒緩，血管舒放趨向正常，而且在動脈的內皮細胞中發現，促進血管舒放的一氧化氮之生物可利用性增加，以及活性氧自由基的含量降低，顯示克菲爾對保護血管內皮[★]細胞的效果。

另一個重點是能促進動脈血管內皮前驅細胞數量增加，並進行分化，補充損傷消亡的成熟血管內皮細胞。若前驅細胞數量減少，則會出現血管內皮細胞功能性障礙。

科普角

I 型血管細胞黏附蛋白（**Vascular Cell Adhesion Protein 1, VCAM-1**），是一種唾液酸醣蛋白，VCAM-1 的含量若過高，代表內皮細胞受損，會讓血管硬化及血小板凝集，導致心血管疾病。

血管內皮（**Vascular endothelium**），是一薄層的專門上皮細胞，由一層扁平細胞所組成。它形成血管的內壁，是血管管腔內血液及其他血管壁（單層鱗狀上皮）的介面。內皮細胞是沿著整個循環系統，由心臟直至最小的微血管。

改善高血壓導致的心臟肥大

高血壓的狀況下，心臟輸出血液必須要用更多力量，導致左心房壓力增加，心臟的上半部心房擴大。如果沒有妥善治療，久而久之會導致心肌變得肥厚（Hypertrophy）、心臟擴大（Cardiomegly）。

維拉維爾哈大學在 2018 年時，曾與聖埃斯皮里圖聯邦大學、美國奧本大學聯手進行改善心臟肥大的實驗。研究人員選用血壓正常的大鼠與 SHR，每天餵食濃度 5% 的克菲爾發酵乳，連續九週

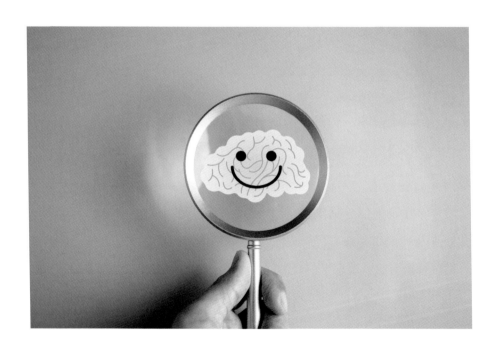

克菲爾 長壽村的祕密

後，評估牠們的心臟功能（心臟收縮力和鈣處理蛋白）、中樞神經系統（CNS）交感神經訊號控制，以及體內的氧化狀況[8]。

實驗結果發現，長期吃克菲爾可以經由腸道與腦部的連結，改善高血壓與心臟肥大的問題。研究人員指出，實驗鼠 24 小時內的平均動脈壓和心率有明顯下降，壓力感受反射、心臟動脈血流、心臟收縮力量等與心臟肥大有關症狀，均有所改善。一些與心臟收縮有關的蛋白質表現，也都有減輕。同時，減輕了心臟肥大的問題，改善心肌收縮力及鈣處理蛋白，減少中樞神經系統對交感神經活動的調節等機制，發炎蛋白質的量減少，也降低實驗鼠腦部的微膠細胞[*]活化度，避免腦部細胞持續發炎，減輕腦細胞的傷害。

據此，這個團隊於 2019 年再次做實驗。這一次，他們成功找出可改善心血管疾病的成分——克菲爾發酵時產出的胜肽[9]。

研究人員將克菲爾所含的活菌、死菌及其它微生物過濾掉，蒐集發酵後的可溶性上清液給實驗鼠喝八週，觀察只剩克菲爾微生物分解或代謝後的成分，是否仍具有保護血壓及改善心臟肥大的功效。結果發現，實驗鼠的心血管應壓反射敏感度[*]以及血管收縮素（ACE）活性都有所下降，連帶讓平均動脈壓、心跳數值下滑。

換言之，即使上清液中沒有微生物，只有胜肽等克菲爾的微生物代謝成分，同樣具有降低血壓與心跳的機能，可減緩心臟肥大，增加抗發炎指數，改善血管縮放調控。

增強腸道屏障功能

　　高血壓的發生與腸道屏障完整性也有關連性。當高血壓發生後，腸道屏障會受損，腸道內的生物或一些發炎物質就有機會進入體內，甚至造成腦部發炎。研究人員觀察到，實驗鼠吃了克菲爾後，在腦部關於調控心臟功能的區域中，腦神經發炎減緩，而增強腸道屏障的完整度，讓腸道中的壞東西進入身體跟腦部的機會減少，降低腦部發炎的機率，調控血壓與心臟能力的功能因而趨於正常。

科普角

　　微膠細胞（**microglia**），是存在於中樞神經系統中的神經膠質細胞，屬巨噬細胞類群，是中樞神經系統中反應最快、也是最主要的免疫屏障。

　　血管應壓反射敏感（**Baroreflex Sensitivity**，簡稱 **BRS**）：血管感壓反射是維持血壓恆定的主要機制，藉由調整心跳和周邊血管阻力來穩定血壓。血管感壓反射敏感度是對此反射功能的定量評估，定義為每單位的血壓變化所引起的心率變化，可做為評估各種心血管與腦血管疾病病患預後及危險分級的臨床指標。

克菲爾　長壽村的祕密

腎臟病變

三高會造成體內脂肪囤積，導致肥胖及許多疾病，慢性腎臟病就是其中之一。根據 2022 年臺灣腎病年報的數據，洗腎病人在開始血液透析（洗腎）的前一年，就有高達近八成已患有高血壓，四成患有糖尿病，三成患有高血脂。由於克菲爾在改善三高問題的相關研究成果豐碩，引起廣泛注意，即有科學家嘗試以克菲爾來改善三高所導致的腎臟病變進行研究。

腎臟病變會出現許多不良影響：

1. **腎臟功能降低**：尿中蛋白質及血液中的肌酸酐（Creatinine，肌酸和磷酸肌酸代謝的終產物）濃度升高，而且尿毒素（uremic toxin）會累積在體內無法排出，進一步造成體內其他器官與組織的傷害，包括心血管、骨質、免疫系統、腦部等。目前大多數病人都依靠血液透析將體內的尿毒素移除，但其生活品質也會因為長期洗腎而大幅下降。此外，洗腎也會增加健保的負擔，對個人與國家社會都不是件好事。

2. **電解質不平衡**：腎臟會根據體內電解質的狀況，由腎小管進行再吸收和分泌作用，來調控電解質的平衡，保證血液維持在弱鹼性。例如，腎臟透過排除多餘的鈉來調整血壓，若排出量少，體內累積的鈉會過多，導致血壓上升。

3. **胞外基質沉積**：胞外基質（Extracellular Matrix, ECM）存在於組織中，由細胞合成並分泌至胞外的成分，包括纖維成分、連接蛋白、填充分子等。若胞外基質異常增多且過度沉積，可能會出現肝腎纖維化，大規模破壞組織結構，腎功能緩慢下降，甚至最後演變成腎衰竭。

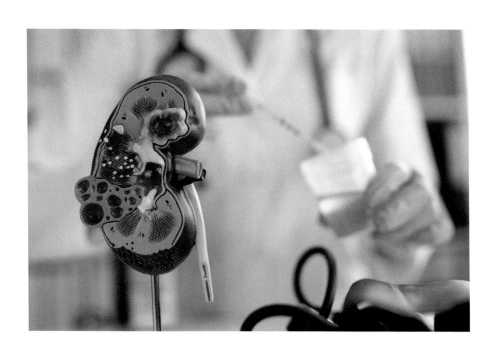

克菲爾　長壽村的祕密

　　為了解決腎臟病變對人體及社會的不良影響，有不少研究團隊以克菲爾進行動物實驗，來觀察是否能降低腎臟傷害。

　　中興大學陳全木副校長率領的團隊曾在 2020 年做過一項動物實驗，讓 55 週的自發性易中風型高血壓大鼠（Stroke Prone Spontaneously Hypertensive Rat, SHRSP）天天喝含鹽量 1%、很鹹的水，四週後就形成容易中風的體質，出現腎臟病變，腎小球纖維化，還有血管傷害、發炎、氧化物質累積與纖維化。不過，當研究人員開始餵實驗鼠吃克菲爾之後，包括腎功能、腎臟纖維化、發炎氧化等問題，都獲得改善。

　　巴西的研究團隊則利用老化、有自發性高血壓的大鼠為實驗對象，再以高鹽飲食誘發大鼠的腎臟血管傷害以及失能，模擬人類慢性病的狀態。研究人員從實驗中，看到克菲爾的胜肽可以減緩發炎、氧化以及腎臟纖維化造成的傷害。

動脈粥狀硬化

　　動脈粥狀硬化是嚴重的心血管疾病之一。隨著年紀漸增，血管會開始脆化、鈣化，若不好好保養，血管重覆氧化發炎，最後會出現血管堵塞、中風等問題[10]。

　　2016 年，巴西維拉維爾哈大學團隊針對克菲爾影響動脈粥狀硬化的議題，進行了動物實驗。研究人員利用的實驗鼠，是膽固醇代謝不佳，脂肪容易在血管中沉積，動脈粥狀硬化發生率比較高的基因缺陷大鼠。研究人員先餵牠們吃高脂食物，數週後，實驗鼠出現血管脂肪沉積、堵塞時，再分成三組進行實驗。其中兩組實驗鼠分別餵食傳統克菲爾，以及去除微生物的克菲爾上清液，四週後採集血液測量膽固醇和細胞因子，並採集主動脈，分析評估脂質沉積。

　　實驗結果發現，克菲爾上清液可減少脂質沉積。實驗鼠的脂肪代謝功能變好，發炎激素減少，但無法改善高血脂症的問題。至於餵食克菲爾的實驗鼠，不僅脂質代謝功能變好，也降低了循環促發炎白血球介素的濃度以及腫瘤壞死因子的比率，增強抗發炎因子的水平，為輔助預防動脈粥狀硬化，提供了新的視角。

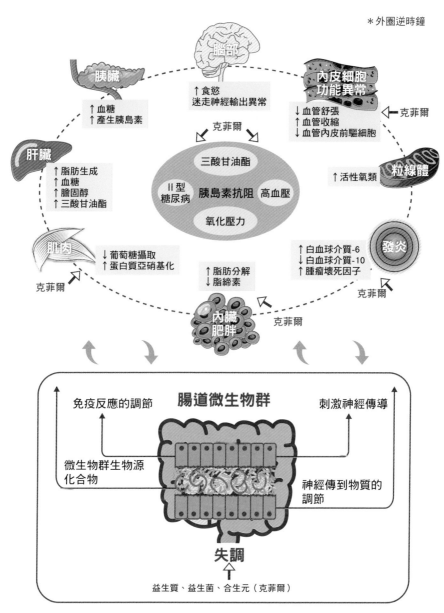

▲ 腸道菌失調與複雜疾病之間的雙向交互作用：克菲爾的有益證據

2010 年，日本千葉大學團隊曾發表論文，指出克菲爾的胞外多醣體：克菲蘭，可以減輕高脂飼養紐西蘭大白兔的動脈粥狀硬化問題[11]。研究人員以兔子做為實驗對象，採一組正常飼養，其它兩組則在兔子的飼料中加入 0.5% 膽固醇，讓兔子更容易罹患心血管疾病，出現動脈粥狀硬化。不過，第三組兔子則額外餵飼克菲蘭。

　　八週後，研究人員透過組織化學分析三組兔子的主動脈情況，並對動脈粥狀硬化病變進行量化。發現結果，三組兔子的血液膽固醇、三酸甘油酯和磷脂含量沒有顯著差異，但第三組兔子因為吃了克菲蘭，其主動脈粥狀硬化病變低於對照組。因此，研究人員認為克菲蘭的抗發炎和抗氧化作用，可預防兔子的動脈粥狀硬化發生和發展，心血管的動脈粥狀硬化的病灶也顯著減少，尤其是腹部主動脈的差異最為明顯。

　　研究人員還獲得一項意外的結果：吃克菲蘭的兔子，其肝臟中的膽固醇量減低，脂肪過氧化情況也獲得改善。這項機制非常重要，因為脂肪過度氧化會釋放過氧化物質攻擊心臟、血管，加重動脈粥狀硬化的情況，而克菲蘭逆轉了這個問題。

　　中興大學陳全木副校長的團隊則是以克菲爾胜肽為主角，探討改善腎病變的效果，並在 2020 年與 2023 年各發表了一篇論文。

　　研究人員是利用缺乏 E 型載脂蛋白基因（ApoE）大鼠做實驗，讓牠們吃 12 週的高脂飼料。E 型載脂肪蛋白基因（Apolipoprotein E

Gene, ApoE）位於第 19 號染色體，沒有 ApoE 基因的實驗鼠，很快就罹患動脈粥狀硬化，而且血管過度發炎，巨噬細胞[★]累積，受損部位愈來愈厚，血管變得狹窄，造成血管硬化。

科普角

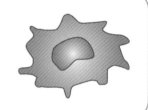

巨噬細胞（**microphage**），位於組織內的白血球，對死亡細胞、細胞殘片及病原體進行吞噬與消化，並活化淋巴球或其他免疫細胞，加快其對病原體作出反應的時間。

　　但有吃克菲爾胜肽的實驗鼠，狀況就不一樣了。牠們的血管內皮細胞受到保護，氧化減緩，動脈脂質堆積與巨噬細胞累積的情況都減緩，發炎狀況獲得改善。而且，實驗鼠吃的克菲爾胜肽量愈多，動脈粥狀硬化的改善狀況就更明顯，保護效果愈好。

　　在 2023 年的實驗中，研究人員將實驗鼠分為五組，全數餵食高膽固醇飼料，13 週後，研究人員檢視實驗鼠的健康狀況時，發現吃克菲爾胜肽的實驗鼠，其血液中的總膽固醇減少，低密度脂蛋白氧化物質變少，三酸甘油酯及肝指數 ALT、AST 也得到改善。

實驗結果顯示，克菲爾胜肽不僅抑制了動脈粥狀硬化斑塊的鈣化進展，鈣質沉積減少，骨密度增加，血管內皮細胞也有改善，同時減少了肝損傷，氧化情況減緩[12]。

克菲爾 長壽村的祕密

第 **7** 章

情緒、認知
躍登流行病顯學

　　醫療領域向來專注確切的生理病痛，情緒、認知等問題，因為不痛、不癢、沒傷口、不流血，一直被忽略。在影視作品的推波助瀾，知名人物罹病新聞大肆報導的影響之下，失智症或阿茲海默

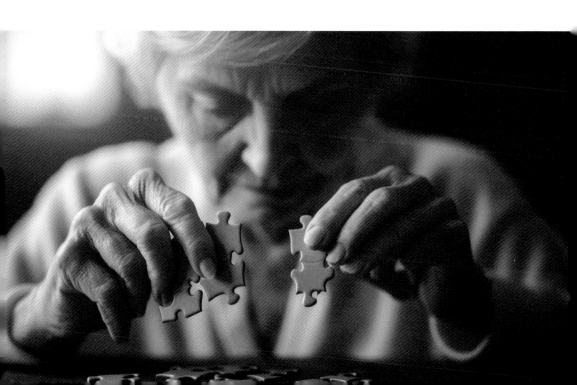

症、帕金森氏症等認知的問題，以及憂鬱、焦慮等情緒障礙，已成為流行病學核心討論的議題之一。

其實大腦、神經訊號傳遞出現的情緒、認知的問題，都稱為「精神障礙」（mental disorder）範圍廣泛，涵括近 150 種疾病，包括憂鬱症、焦慮症、創傷後壓力症候群、厭食與暴食、社交恐懼、過動症、情緒障礙、與相關神經退化性疾病，如阿茲海默症與帕金森氏症等。根據世界衛生組織（WHO），全球有八分之一的人口具有或輕或重的精神障礙，影響正常生活習慣、思考能力、情緒控管等。對社會、家庭、個人造成極大的困擾，已成為醫學界研究的熱門主題，其中，不乏設定以克菲爾為解決方案的研究。

神經退化性疾病：失智症

失智為多種相關疾病所衍生的症狀，最常見如阿茲海默症，主要影響個人的記憶、認知能力及行為，常伴隨憂鬱、妄想、認錯、幻覺及其他精神行為障礙等「非認知症狀」，嚴重妨礙日常生活，對個人、家庭與社會造成極大的影響。

神經退化性疾病成因很多，罹患代謝症候群等慢性疾病，或有肥胖、體內產生過多氧化物質等情況，身體一直存在發炎因子，處

克菲爾 長壽村的祕密

在慢性發炎的狀態，很多細胞都會受到影響跟傷害，包含腦部細胞與組織，因而會出現神經退化性疾病，對腦部造成進一步傷害。

　　一般研究多著重失智症病人的腦部病變改善，但近五年，關於以克菲爾調整腸道菌相，來輔助改善健康的議題蔚為風潮，因而有一批科學家從克菲爾與腸道微生物生態的關係著手，試圖了解阿茲海默症的機制與解方。

　　2023 年，美國伊利諾大學做了一項蠻有趣的實驗。研究人員邀請 25 ～ 45 歲的健康成人參與實驗，讓他們每天喝八盎司（約 227 克）、含 250 ～ 300 億菌落單位的克菲爾發酵乳。四週之後，當檢測受試者大腦及腸道菌時，發現他們的關係記憶（例如看到人臉就知道是誰）增強，同時也改善了思考能力與記憶裏的連結，而且腸道中的乳酸菌變多了[13]。

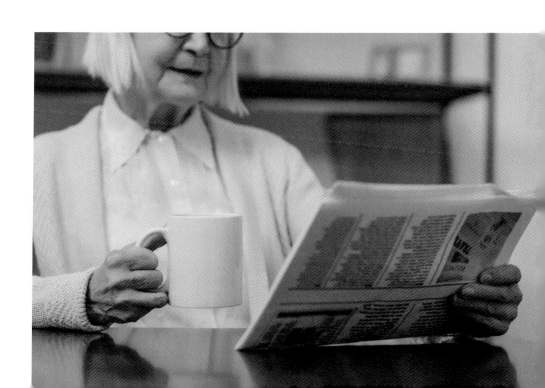

果蠅生命周期短，最容易看到神經系統退化所導致的行為模式改變以及改善。2021 年，巴西烏貝蘭迪亞聯邦大學團隊利用基因突變、衍生類似阿茲海默症狀的果蠅進行實驗。研究人員利用巴西當地的克菲爾粒，在實驗室發酵、分離出一些成分來餵食果蠅，結果發現果蠅的大腦神經元退化性獲得改善，爬行能力及存活率也有增加[14]。

2022 年時，這個團隊繼續深入研究，發現克菲爾中的胜肽可以改善果蠅退行性狀況，具有治療阿茲海默症的潛力，但並未具體指出是哪一種胜肽種類[15]。

美國與埃及開羅大學的研究人員在 2021 年做了動物實驗，把鏈脲佐菌（鏈球菌產生的毒素）打入實驗鼠腦內，不僅破壞了腦細胞，也引發了類似阿茲海默症的症狀。

在此同時，研究人員利用新的發酵技術，在傳統克菲爾的發酵過程中，接種由其它克菲爾所分離出的特定菌株，製作經過優化的「協同益生菌」，餵食這些生病實驗鼠。不久後，研究人員發現新型益生菌可以透過腸道，讓中樞及周邊神經系統中常見的神經傳導物質——乙醯膽鹼，分泌量上升，減輕實驗鼠的皮質和海馬迴

★ 神經元變性，顯著改善認知障礙和癡呆，也能透過增強胰島素降解酶，分解過量的澱粉樣蛋白與胰島素，阻礙腦部澱粉單塊沉積現象，緩解阿茲海默症的症狀[16]。

克菲爾 長壽村的祕密

科普角

　　海馬迴（**hippocampus**），脊椎動物腦中的重要部分，位於大腦皮質下方，外觀彎曲狀似海馬而得名，主管關於短期記憶、長期記憶，以及空間定位的作用。

　　中國大陸科研團隊則以產自西藏的克菲爾為研究核心，各自分離出很多不同的菌株，包括天津科技大學分離的植物乳桿菌 MA2（*Lactobacillus plantarum* MA2）及其胞外多醣體。

　　該校的研究人員在 2017 年時，進行以 MA2 改善阿茲海默症的實驗。他們把實驗大鼠分組，採一組正常餵養，一組餵飼 MA2。一段時間之後，再把代謝後會產生氧化物質的 D- 半乳糖注射到所有實驗大鼠體內，來誘發認知缺陷和焦慮行為，讓大腦中 Aβ 澱粉累積，引發腦部傷害。

　　實驗結果顯示，吃了 MA2 的大鼠，認知障礙、焦慮行為等典型症狀較輕，神經退化與 Aβ42 澱粉樣蛋白累積的速度減緩。

　　MA2 會重組腸道微生物菌相，腸道微生物的結構與組成都有所改善，碳水化合物代謝有關的基因表現也都回復正常，腸道黏膜及細胞受到保護，能夠維持腸道屏障完整，摒除毒素跟微生物進入體

內造成全身性發炎，同時被改善的還有腦部的免疫細胞之一——微膠細胞，以及與發炎有關的神經節、神經發炎反應[17]。

　　積極驗證克菲爾對健康助益的巴西團隊，曾針對阿茲海默症病人進行人體試驗。研究人員讓病人連續三個月、每天喝一杯（以體重計算，每公斤喝 2 毫升）有機草莓調味的克菲爾。檢測結果發現，每天喝草莓克菲爾的病人，記憶力提升，視覺與空間感、抽象認知能力均有所增加，執行和語言能力也隨之上升。

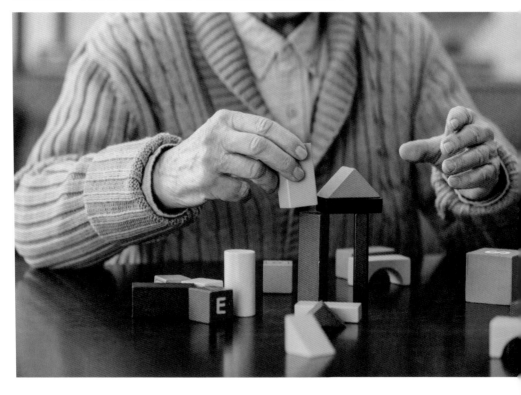

克菲爾　長壽村的祕密

研究人員指出，阿茲海默症的病因與身體的過度氧化也有關係。克菲爾原本就有抗氧化的機能，因此，每天喝一杯克菲爾的病人，血液中與發炎有關的細胞激素、氧化指標、身體產出的過氧化氫等濃度的數值都有下降；對血壓、肝臟脂肪代謝有益的自由基一氧化氮生物活性增加，負責細胞氧化還原的粒線體功能獲得改善，DNA 修復能力變好，同時減少了氧化所導致的細胞死亡、細胞凋亡，進而提升病人的認知能力、記憶力及語言能力。

現代文明病：憂鬱症

憂鬱症是現代很重要的議題。在筆者的大學教學生涯中，接觸過多位需要輔導的學生，其中不少位都有憂鬱症相關問題。平均來說，一個班級約有 10% 的學生有輕重不一的問題，其中部分會有比較嚴重的精神疾患，如重度憂鬱症、思覺失調、創傷後症候群，甚至有自殺傾向。

換言之，一個班級的大學生中，可能約有一、二位必須強力介入輔導、有強烈自殺念頭的學生。在社會變遷下，現在有憂鬱問題的年輕學子，比筆者念書的那個年代多了不少，因此，憂鬱問題值得特別關注。

憂鬱症的研究非常重要，尤其是在 COVID-19 疫情期間，因為

在家的時間變長，壓力大又缺乏正常社交行為，憂鬱症病人的人數大增，所以近期以克菲爾對憂鬱症干預的研究團隊變多，而且大部分是以克菲爾分離出的微生物或已知物質為主要研究標的。

　　中國天津科技大學王陽平老師的團隊一直致力於研究克菲爾，他們是以由西藏克菲爾篩出的克菲爾乳桿菌——馬乳酒樣乳桿菌 ZW3（*Lactobacillus kefiranofaciens* ZW3）進行克菲爾干預憂鬱症的動物實驗。

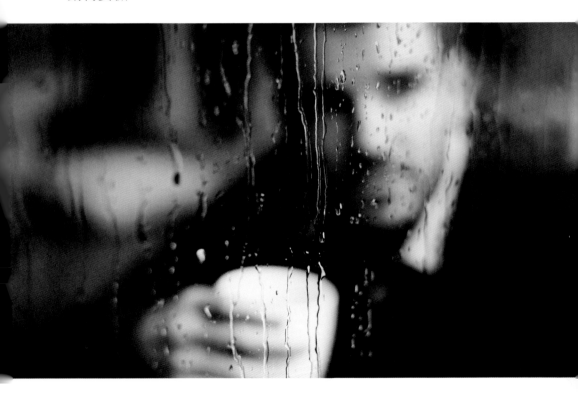

　　結果顯示，事先餵食 ZW3 的實驗鼠，即使因為遭受不可預期的慢性輕度壓力或處於壓力緊迫環境之下而出現憂鬱症狀，但相關的行為都有所改善，例如實驗鼠因為緊張而不敢在空曠地方活動的探足行為，在吃了 ZW3 之後，實驗鼠慢慢地願意活動，同時也改善了牠們的腸道微生物。

　　另一個現象是實驗鼠的 HPA 軸線＊互動改變，原本因為緊迫壓力造成腎上腺素大量分泌的情況減緩之外，壓力情況、免疫系統以及色胺酸（tryptophan）代謝均獲得改善。

科普角

HPA 軸線（**Hypothalamic-Pituitary-Adrenal (HPA) Axis**），即為下視丘–腦垂腺–腎上腺軸，是一個直接作用和反饋互動的複雜集合，為神經內分泌系統的重要部分，參與控制緊迫反應、調節消化、免疫系統、心情和情緒，也與神經學及心理學所涉及的情緒紊亂和官能性疾病都有一定關係。抗憂鬱藥就是以調節 HPA 軸功能為主。

色胺酸是神經傳導物質與血清素的前驅物，可轉化為神經傳導物質血清素，使人感到放鬆，再由松果體代謝為褪黑激素，讓人更容易入睡。睡眠改善了，精神壓力就會跟著變小，因此色胺酸普遍被認為是幸福和快樂感覺的貢獻者，尤其是現代人生活壓力大，失眠、憂鬱等問題日益增多，色胺酸代謝遂成為重要議題。

ZW3 有調節代謝、免疫調節、抗氧化、改善糖尿病、抗過敏、改善大腦健康等功能，可以透過調整腸道菌群來調節神經系統的疾病，具有改善小鼠與憂鬱症相關的憂鬱行為和獨立探索能力，促進大腦健康。

另外，當實驗鼠在緊迫環境下，腸道蠕動變慢，大便所含水分也少，不利於排出，因而造成便祕。實驗結果也表明，吃了 ZW3 的實驗鼠，腸道菌相都會從病態回到比較正常的狀態，腸道蠕動變多，糞便的水含量會增加，改善便祕。

整體來說，克菲爾菌能改善實驗鼠的憂鬱狀況，以及便祕相關症狀。因為處在憂鬱狀態下，任何微不足道的小事情，都會變成憂鬱的來源，若有便祕會更不舒服。所以，整體症狀的改善，均有助於減緩憂鬱症。

中興大學陳全木副校長率領的研究團隊，在 2021 年曾進行動物實驗，探尋克菲爾胜肽對憂鬱症的應用，發現克菲爾的一些胜肽

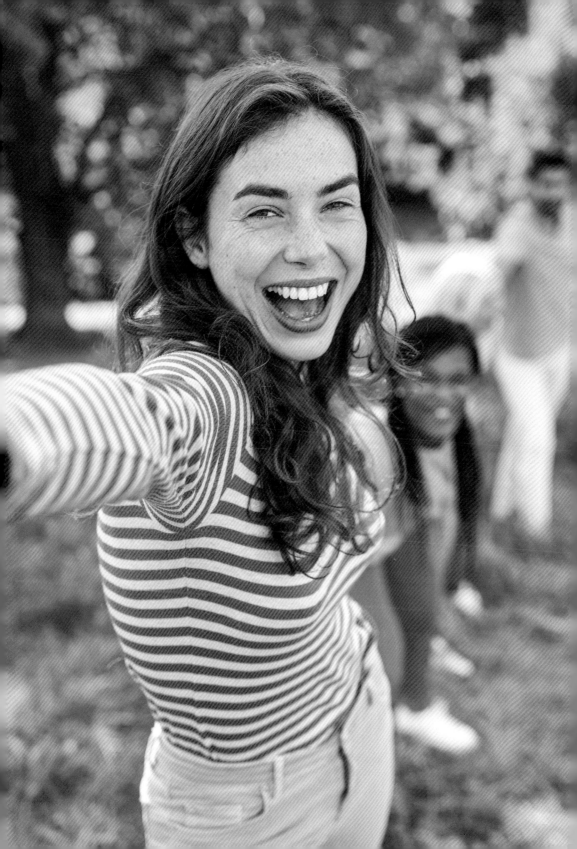

可改善實驗鼠的憂鬱狀況。

實驗過程中，研究人員將實驗鼠丟進水中，正常的老鼠有求生意識，會想要游到容器邊緣或抓一些東西讓自己漂浮；患有憂鬱症的老鼠，即使被丟入水中也不想游動，早早放棄求生。

若實驗鼠的尾巴被夾住，正常的老鼠會想要翹起尾巴掙脫、逃開；患有憂鬱症的老鼠的求生意識比較差，要是尾巴被夾住，很快就會放棄掙扎。在空間感認知方面，正常的老鼠會在空曠處停留較久時間，憂鬱症的老鼠則喜歡躲在角落。

若長期餵飼憂鬱實驗鼠克菲爾胜肽，就能逐漸改善牠們的憂鬱症狀。該團隊以此為基礎深入研究克菲爾胜肽，發現七種有潛力的克菲爾發酵胜肽（Kefir-fermented Peptides, KFPs），其中 KFP3 是 15 個胺基酸組成的胜肽，證實在動物實驗中，具有減緩憂鬱症的效果。

精神障礙：焦慮症

　　腎上腺位於腎臟上方，負責釋放出腎上腺素、腎上腺皮質醇，使心跳加速、心跳增加，反應加快以對抗外來壓力。但長期處在壓力狀態之下或情緒緊張，會讓腎上腺因工作過度、分泌太多皮質醇而疲乏，反而讓人們無法有效對抗壓力，導致出現焦慮、憂鬱、記憶力衰退、癒合能力受損、肌肉組織退化、血糖代謝失衡、免疫失調、慢性疲勞等健康問題。

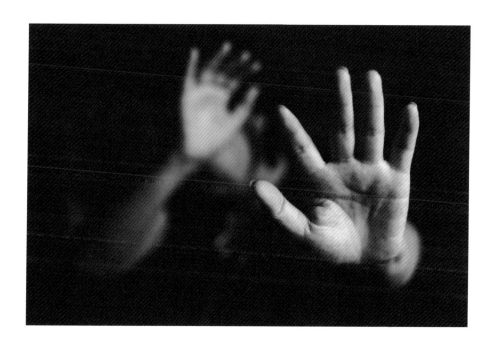

為解決日益增加的焦慮、憂鬱病人,巴西團隊進行一項動物實驗,採用長期、慢性施加輕度壓力的方式,導致老鼠產生憂鬱跟焦慮,然後觀察餵飼克菲爾是否能產生正面影響。

研究人員先把實驗鼠分為兩組,採一組吃正常飼料,另一組則每天餵飼實驗鼠定量克菲爾,預計讓牠們連續吃 30 天。

在實驗進入第十天時,研究人員開始利用十多種非預期性、隨機且頻繁的環境壓力,讓所有實驗鼠時刻處於不安、不舒服的環境,例如突然把牠的食物拿走,清除或打溼老鼠窩裡的木屑,或把牠們放在水裡,或以閃光照射等,讓牠們在心理上產生壓力與緊迫性,變得緊張,慢慢形成憂鬱跟焦慮。30 天之後,再評估兩組實驗鼠的身體狀況。

結果顯示,環境緊迫形成的慢性焦慮心態,會造成實驗鼠害怕待在開放的空間,經常躲在角落,理毛頻率增加,頭低下去就不想抬起來。不過,有餵食克菲爾的實驗鼠,焦慮症狀比較輕微,也比較能夠待在開放空間裡,理毛頻率降低,點頭行為增加。

實驗鼠的焦慮行為與大腦的腦源性神經營養因子*(BDNF)分泌量有關。在慢性緊迫的情況下,BDNF 的分泌量會下降。吃了克菲爾的實驗鼠,透過腸道改善與腦腸軸的運作,BDNF 的分泌量會上升,可以讓牠們的腦部不要進入憂鬱與緊迫的狀態。

科普角

腦源性神經營養因子（**Brain-derived Neurotrophic Factor, BDNF**），是大腦非常需要，存在於人的神經系統中，可促進腦部神經元生長，以及促進大腦神經細胞突觸的形成。

尼古丁戒斷症候群

二手菸已被證實會增加罹患肺癌的機率，造成或加重孩童的呼吸道疾病，並與兒童白血病、淋巴瘤、大腦與中樞神經系統病變、肝母細胞瘤等癌症有關。各國對菸害防治的相關規定愈來愈嚴格。戒菸是許多人不得不為、但又非常難以達成的目標。

菸癮是一種物質濫用的精神疾病，戒斷症狀令人難以忍受。伊朗團隊十年前曾做過一項動物實驗，觀察克菲爾對於戒菸、尼古丁戒斷造成焦慮的干預效果。研究人員表示，抽菸時會吸入尼古丁，久了會產生尼古丁依賴症，產生菸癮，不抽就覺得不舒服。戒菸時，不再補充尼古丁的狀態下，體內的存量減少，就會出現戒斷症狀，令人覺得焦慮。

研究人員將實驗鼠分成兩組，分別餵食牛奶克菲爾發酵乳、豆漿克菲爾，發現兩者皆對於戒菸中的實驗鼠都有抗焦慮、抗憂鬱的效果；戒菸引起的一些記憶的損失、認知障礙，也有能所改善。

第 8 章

為癌症防治盡一分力

　　2024 年 2 月，世界衛生組織（WHO）所屬的國際癌症研究機構，發表全球癌症負擔的最新估計，顯示 2022 年約有 2000 萬新增癌症病例和 970 萬死亡病例，排名前十的癌症，包括肺癌、女性乳腺癌、結直腸癌、前列腺癌、胃癌、肝癌、甲狀腺癌、子宮頸癌、膀胱癌、非何杰金氏淋巴瘤。

　　截至 2023 年，癌症已連續 41 年位居國人十大死因之首。2022 年，有 51927 人死於癌症，占總死亡人數 24.9%，87% 集中於 55 歲以上族群，以 65 ～ 74 歲較為明顯，尤以氣管、支氣管和肺癌，肝和肝內膽管癌，結腸、直腸和肛門癌，女性乳癌、前列腺（攝護腺）癌、口腔癌、胰臟癌、胃癌、食道癌及卵巢癌居多。

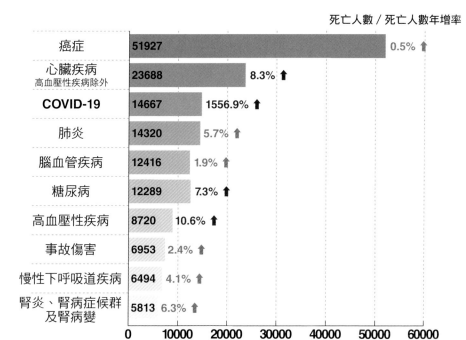

死亡人數 / 死亡人數年增率

	死亡人數	死亡人數年增率
癌症	51927	0.5% ↑
心臟疾病（高血壓性疾病除外）	23688	8.3% ↑
COVID-19	14667	1556.9% ↑
肺炎	14320	5.7% ↑
腦血管疾病	12416	1.9% ↑
糖尿病	12289	7.3% ↑
高血壓性疾病	8720	10.6% ↑
事故傷害	6953	2.4% ↑
慢性下呼吸道疾病	6494	4.1% ↑
腎炎、腎病症候群及腎病變	5813	6.3% ↑

▲ 111 年國人十大死因。

◎ 資料來源：衛生福利部

　　2017 年，世界癌症研究基金會旗下的美國癌症研究所曾發表論文，表明可以使用益生菌，作為預防大腸癌發展的保護措施。後續研究驗證益生菌、尤其是乳酸菌，可透過不同的機制發揮抗癌特性，而富含乳酸菌的克菲爾，更是成為各國科學界癌症研究的主角之一，加上實驗結果均為正面且樂觀，大幅提振學界以克菲爾對抗癌症的信心。

研究實證的癌症殺手

　　為了證實克菲爾可以對抗癌症，多個研究團隊在實驗室進行克菲爾殺死細胞的測試，效果極佳。研究人員先在培養皿中，培養胃癌、大腸直腸癌、血癌、惡性淋巴癌、乳癌、皮膚癌、腦癌等各類癌細胞，再加入克菲爾或由克菲爾分離出來的乳酸菌，來觀察癌細胞的變化。克菲爾及其所含的乳酸菌果然不負眾望，直接殺死培養皿中的各種癌細胞。

　　此類的論文極多，也有研究團隊利用克菲爾刺激自然殺手細胞[★]的活性，以殺死癌細胞，達到減緩癌症的效果。

科普角

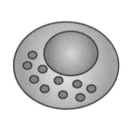

自然殺手細胞（**Natural Killer Cell**，簡稱 **NK**），先天免疫系統的成員，含特殊「殺手細胞免疫球蛋白樣受體」，存在骨髓、脾臟、淋巴結，利用分泌穿孔素及腫瘤壞死因子，讓細胞膜破裂，摧毀癌細胞。

　　癌症之所以難纏，是因為當腫瘤細胞在不同條件的體內時，產生的作用有千變萬化。單純以在實驗室所看到克菲爾殺死癌細胞的成果，並不能反映應用在人體的真實情況。所以，科學家開始進行動物及人體實驗，進一步評估克菲爾對抗癌症的功效。

　　1982 年，日本國立預防衛生研究所（現改制為國立感染症研究所こくりつかんせんしょうけんきゅうしょ）的塩見道夫（Shiomi Michio，時任國立預防衛生研究所食品衛生部）率領的團隊，曾在《日本醫學生物學》雜誌上發表克菲爾菌種的可溶性多醣（KFG-C）對抗腫瘤活性的動物實驗論文[18]。

　　研究人員先在實驗鼠的皮下、腹腔分別接種艾氏腹水癌（Ehrlich Ascites Carcinoma，簡稱 EAC，是一種未分化癌）與肉瘤（sarcoma，惡性腫瘤病變）的細胞，放任它們在實驗鼠身上形成腫瘤，再餵食實驗鼠由克菲爾中萃取出來的可溶性多醣，來觀察實驗鼠的腫瘤變化。結果發現，實驗鼠的腫瘤大幅縮小，表明克菲爾可溶性多醣可以抑制腫瘤生長。

　　1992 年，日本大阪近畿大學團隊發表的論文，做法依然是在實驗鼠身上接種腫瘤細胞，等到形成腫瘤之後，再依據實驗鼠的體重，每公斤分別餵食 100mg 或 500mg 含活性微生物的克菲爾發酵乳。一段時間之後，發現實驗鼠身上的腫瘤開始縮小。

臺灣大學林慶文教授是國內首位研究克菲爾的學者。他於2002年時曾指導現任臺大生物資源暨農學院副院長劉嘉睿教授進行克菲爾對抗腫瘤的研究，並發表論文[19]。

劉嘉睿教授以克菲爾菌種製作乳克菲爾及豆漿克菲爾，分別餵食皮下接種肉瘤細胞的實驗鼠，來觀察克菲爾對腫瘤生長和小鼠黏膜免疫球蛋白A反應的影響。結果發現，實驗鼠的腫瘤分別縮小了64.8%、70.9%，而且不論是乳克菲爾或豆漿克菲爾，均可誘導凋亡腫瘤細胞裂解，提升腫瘤組織附近的免疫細胞活性，小腸壁組織萃取物的總免疫球蛋白A水準也顯著較高。

由實驗結果推測，可能因實驗鼠吃了克菲爾之後，其免疫系統功能提升，從而達到抗癌效果。在預防癌症和增強黏膜對胃腸道感染的抵抗力方面，乳克菲爾和豆漿克菲爾被認為可能是極具前景的食品。

2006年，加拿大與阿根廷的團隊將克菲爾對抗癌症的範疇，推進到單一癌症。研究人員讓實驗鼠接種乳癌的細胞，形成乳癌之後再餵食實驗鼠克菲爾。論文表明，實驗鼠的乳癌有減緩發生的情形[20]。2007年，團隊進一步的研究，發現實驗鼠吃了克菲爾之後，不僅乳癌細胞減少，

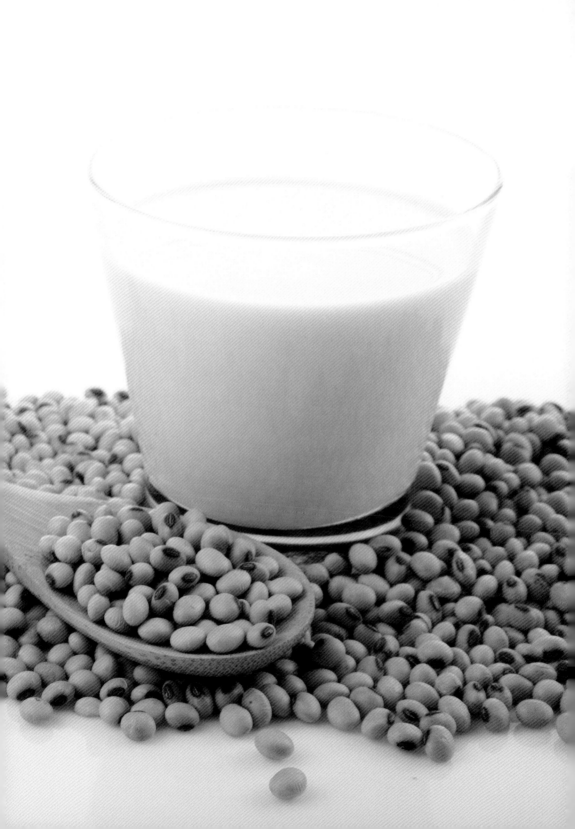

免疫細胞活性也會提升，因此推測克菲爾能提升免疫功能，以對抗癌細胞[21]。

克菲爾可減緩抗癌鬥士的不適

隨著癌症病人及死亡人數增加，實驗室的研究再也滿足不了急於實際應用的醫學界及病人。於是，人體實驗一一登場。

土耳其伊斯坦堡大學於 2009 年進行主題為「克菲爾對預防大腸直腸癌患者胃腸道不適和生活品質的影響」的人體實驗。研究人員表示，癌症病人在化療期間，經常出現腹瀉或便祕的副作用，晚上會睡不好。他們找來 20 名病人食用克菲爾一段時間之後，發現雖然腸胃問題未獲改善，但病人的睡眠品質明顯提升，有助於體力恢復[22]。

義大利米蘭 IRCCS Ca' Granda Ospedale Maggiore Policlinico 基金會在 2021 年的研究，是將開菲力乳桿菌 LKF01（*Lactobacillus Kefiri* LKF01）製成營養補充品，讓接受化療或合併放療長達四個月、有嚴重腹瀉副作用的癌症病人食用，觀察病人在化療的過程中的腸胃反應。

研究人員指出，接受化療與放療的病人腸道細胞死亡，且腸道內的菌群失衡，造成腸道發炎，病人會有腹瀉跟腸胃不適的情況，但吃了開菲力乳桿菌 LKF01 之後，病人腸胃不適的問題均可獲得改善[23]。

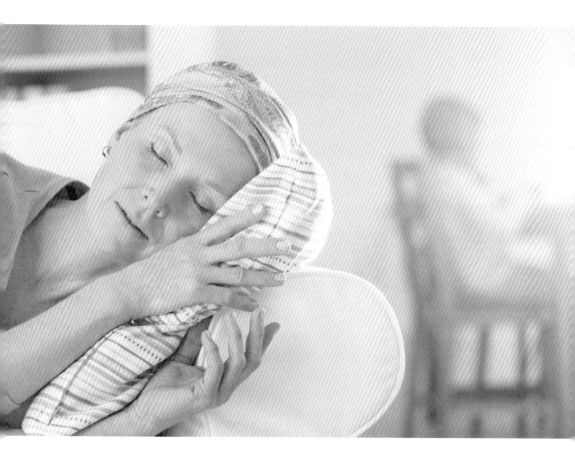

卷二

輔助癌症治療

　　克菲爾固然有助於改善癌症治療的副作用，但克菲爾是食品，不是藥物。罹患癌症時，病人仍應遵循醫囑進行治療。學界認為，未來的癌症治療可以醫療為主，克菲爾為輔，兩者相輔相成是比較可行的方法。

　　近幾年，益生菌輔助 PD-1 抑制劑的腫瘤治療研究受到廣泛關注。中國天津大學的團隊則以克菲爾分離出的克菲爾乳桿菌 ZW18（*Lactobacillus kefiranofaciens* ZW18）進行實驗，用於輔助癌症治療的 PD-1 抑制劑[*]免疫療法。研究表明，實驗鼠吃了克菲爾乳桿菌 ZW18 之後，自體免疫力提升，腫瘤組織中的殺手 T 細胞——$CD8^+$ T 的活力提升，可讓經過標靶治療後縮小的腫瘤，再縮小66%，治療效果也會更好[24]。

科普角

PD-1 抑制劑：為避免 T 細胞殺癌細胞同時攻擊正常細胞，T細胞本身有調控自身免疫反應的分子，稱為 PD-1 免疫檢查點，控制 T 細胞的攻擊力。癌細胞有一種分子可直接啟動 PD-1，不讓 T 細胞出擊，必須以藥物抑制 PD-1 活化，這種藥物就稱為 PD-1 抑制劑。

克菲爾 長壽村的祕密

協助癌症預後

為了減輕癌症病人在化療、放療之後所產生的副作用，科學家研究如何讓病人在預後能有更好的生活品質，克菲爾就是重要的選項之一。

美國北科羅拉多大學於 2019 年進行實驗時，將實驗鼠分成三組，分別餵食牛奶、克菲爾與一般飼料。九週後，再為牠們注射化療藥物阿黴素[★]。

在五天存活率方面，克菲爾與牛奶組分為 92% 及 100%，一般飼養為 75%。研究結果表明，長期攝取牛奶或克菲爾，可能有助於在阿黴素治療前和治療期間，健康狀況的改善[25]。

該團隊在 2021 年進一步針對克菲爾對癌症病人預後的影響進行研究，調查接受化療和／或放療的癌症倖存者，在規律運動後飲用克菲爾的影響。研究人員讓受試者每週運動三天，並在運動後喝八盎司（約 227 克）的克菲爾發酵乳，持續 12 週。

結果顯示，病人的去脂體重提升 6.3%，憂鬱、疲勞、腸道不舒服、胃痙攣等問題獲得明顯改善，血液中的脂多醣[★]減少 35.4%，代表腸道屏障開始修復，免疫細胞增加，免疫力提升[26]。

從實驗結果可證明，以克菲爾作為營養膳食補充品，對癌症病人預後會有好的影響。研究人員開始探討不同口味、風味的克菲爾

發酵乳對癌症癌後病人的影響。他們在克菲爾中添加水果或天然甜味劑、天然成分，讓克菲爾變得比較好吃，結果當然是病人吃得更開心。一旦病人的心情變得愉悅，其精神與健康也會隨著改善，身體復原的狀況當然也會變好[27]。

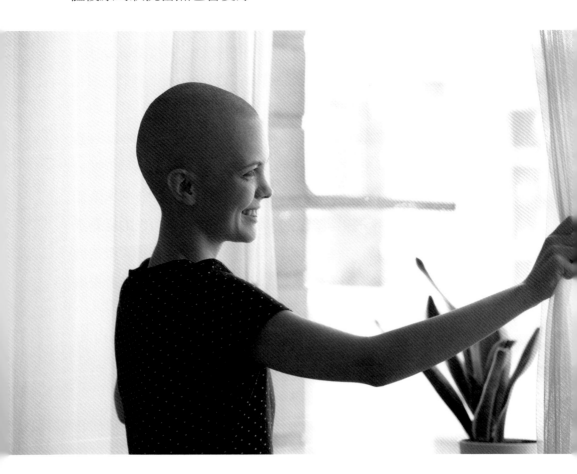

克菲爾 長壽村的祕密

科普角

阿黴素（**Doxorubicin**），應用於乳腺癌、卵巢癌、胃癌、甲狀腺癌等癌症治療。可能出現的副作用包括嘔吐、感染、血小板減少或貧血、掉髮等。

脂多醣（**Lipopolysaccharide, LPS**），是細菌的細胞壁成分。當腸道屏障有破損時，腸道菌的 LPS 會滲入血液循環，造成體內發炎，進而引發疾病。

　　放療可以治療癌症，但同時也會造成 DNA 斷裂、突變，身體產生發炎跟氧化反應。因此，伊朗伊斯法罕醫科大學在 2020 年進行一項研究，觀察經過 X 光放射線治療的實驗鼠，能不能藉由克菲爾來緩解副作用的不適。

　　實驗鼠分別或同時吃抗壞血酸（維生素 C）與克菲爾，再讓實驗鼠全身照射 6MV 的 X 光。結果顯示，治療前有吃克菲爾或抗壞血酸的實驗鼠，放射線造成的基因突變均會減緩；同時服用兩種的實驗鼠，其 DNA 能獲得更好的保護[23]。

回歸主戰場：大腸直腸癌

近年學界把研究重心放在大腸直腸癌，認為克菲爾發酵乳的主功能是調整腸道微生物菌相，應該對腸道相關癌症有更好的改善機能。

2008 年，土耳其團隊觀察克菲爾對大腸癌前期病灶——結腸異常腺窩病灶的影響。研究人員利用化學物質氧化偶氮甲烷（Azoxymethane, AOM）讓實驗鼠的腸道細胞發生基因突變，繼而產生癌症前期病灶（Aberrant Crypt Foci, ACF）及腫瘤，再讓牠們吃克菲爾，結果顯示，實驗鼠的病灶發展減緩，癌症風險降低。

2022 年，巴西多所大學共同研究大腸直腸癌的防治。研究人員把實驗鼠分成兩組，採一組正常餵食，一組過度餵食的方法，模擬人類從新生兒時期以正常餵養與餵養過多，在成長之後的健康變化。結果發現，餵食過多的實驗鼠在長大後，除了有肥胖問題，也產生一些病變，如罹患大腸直腸癌等特定癌症的機率增加。

如果讓過度餵食的實驗鼠在離乳期之後，開始吃克菲爾，除了長大後的腫瘤發生率減少，罹患大腸直腸癌的可能性減低，包括大腸組織的完整性，組織受到腫瘤侵害所造成的傷害，大腸的一些發炎指標等，均有改善。

這項研究顯示，成人之所以會罹患疾病，其實是因為從小養成

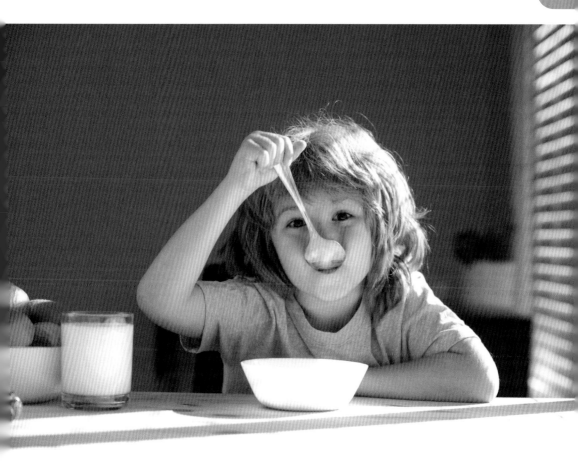

的不良的飲食習慣，導致疾病前期的累積。換言之，部分大腸直腸癌病人可能是從小就吃太多高熱量的食物，導致日後發病。如果能夠及早介入，改善飲食習慣、或是喝克菲爾來調整腸道菌群，就能改變成人期的疾病問題。這也是該團隊很出色的研究成果。

長期吃克菲爾就能獲得健康體質。雖然一時吃得太油、太甜或面臨環境的挑戰，意謂「致癌劑」出現，此時，克菲爾提供的保護效果就會顯現出來，可以預防病變或減緩疾病所帶來的影響。

自此之後，相關研究絡繹不絕地發表，還有人分析克菲爾所含的哪些成分，具有減緩大腸直腸癌的效果。

中國西北農林大學在 2021 年模擬現代人的不良生活習慣，為實驗鼠注射 AOM，口服葡聚糖硫酸鈉（Dextran Sulfate Sodium Salt, DSS），讓其腸道細胞發生基因突變，腸道不斷反覆發炎、潰爛，演變成慢性大腸直腸癌，然後再讓實驗鼠吃克菲爾。實驗結果表明，經由調控腸道微生物菌相，讓腸道內的益生菌增加，病原菌減少，進而減緩了大腸直腸癌的發生[29]。

2022 年，研究人員換了一種方式，先將西藏克菲爾中篩出的克菲爾乳桿菌 JKSP109（*Lactobacillus kefiranofaciens* JKSP109）、啤酒酵母菌 JKSP39（*Saccharomyces cerevisiae* JKSP39）餵飼給實驗鼠吃。結果發現，不論實驗鼠單吃 JKSP109 或 JKSP39，或同時服用兩種菌株，對改善大腸直腸癌都有正面的效果，同時體重減輕

較少，疾病嚴重度降低，腫瘤細胞數量減少。

　　研究人員分析，這兩種益生菌讓腸道的微生物菌相變好，腸道屏障變得比較完整，可以阻擋一些壞物質進入體內，從而讓身體的發炎激素、癌細胞增生有關的指標都減少，腸道腫瘤細胞凋亡數量增加[30]。

　　2021 年，巴西維索薩聯邦大學、茹伊斯德福拉聯邦大學、馬托格羅索州立大學等三所大學聯合進行實驗。若實驗鼠的每窩子鼠數量較少，母鼠餵食每隻子鼠的乳量就會較多，導致子鼠的內臟肥胖加劇，研究人員以此方式來模擬成年期慢性疾病的發展。

　　如果母鼠本身帶有疾病，子鼠長大後也會遺傳該疾病。假使又接觸到致癌劑（carcinogen），成年小鼠就容易出現肥胖體質，容易產生發炎反應及腸道腫瘤。因此，研究人員餵母鼠吃克菲爾，來改善母鼠的健康；母鼠藉由哺育子鼠，便可以將克菲爾菌相傳給子鼠[31]。

　　在子鼠長大的過程中，即使接觸了致癌劑，不僅肥胖機率減少，脂肪組織、發炎反應都隨之緩解，腸道微生物菌相獲得改善，腸道腫瘤數量也會減少。實驗結果表明，不僅從小吃克菲爾可以改善體質，減少癌症發生，而且母鼠在哺乳或懷孕期間吃克菲爾，既能改善自身的健康，更可進一步改善子鼠的體質。

　　就筆者的觀點來看，克菲爾對某些癌症可能會有些幫助，但很

難判斷克菲爾是否能抗癌或預防癌症，減緩癌症的發生，但在癌症預後的研究方面，不論是動物實驗或人體臨床試驗，都看到了極正面的效果，確實具有改善化療或放療副作用的潛力，並且可以提升癌症病人預後的生活品質。

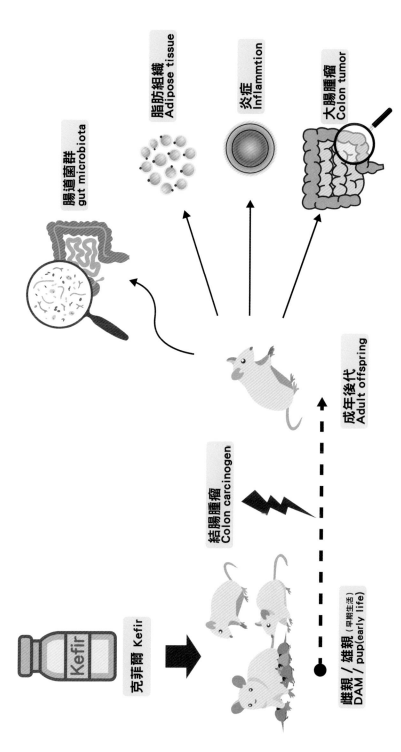

腸道菌群
gut microbiota

脂肪組織
Adipose tissue

炎症
Inflammtion

大腸腫瘤
Colon tumor

成年後代
Adult offspring

結腸腫瘤
Colon carcinogen

雌親／雄親（早期生活）
DAM / pup(early life)

克菲爾 Kefir

Kefir

▲ 餵食克菲爾可改善實驗母鼠的健康，同時影響成年後代鼠。

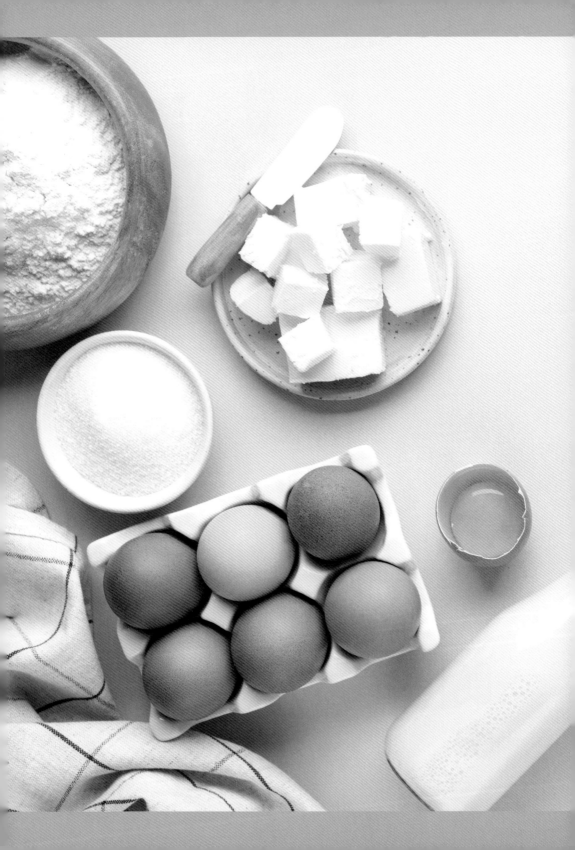

卷三 人類生活的新必需品

　　學者主張「腸子決定你的壽命」，認為腸道健康，就可以遠離大部分的病痛。因此，不僅腸道內的好菌要多，更要能抑制壞菌生長。

第 9 章

克菲爾小學堂

　　已故的「乳酸菌之父」、日本東京大學光岡知足教授曾在 1992 年發表有關腸道內菌叢與壽命長短的文章，指出人體的健康和體內益菌的多寡密切相關。身體狀況好，體內益菌數量就愈高，壽命也會愈長。

　　他更主張，大家不願多看一眼的大便，其實是人體健康的測量指標。一個人的健康程度可以從其大便的氣味、形狀、顏色等來判斷。光岡知足教授也告誡愛美的女性，唯有腸道健康，外表才會好看，他更建議女性要做「腸內美人」，因為腸舒才能人美。

　　腸道內的微生物生態，由好菌、壞菌以及不好不壞的中性菌組成。所謂的好菌或稱益生菌，是指一般認為食入後對宿主（動物或人類）有正面效益的微生物。

　　克菲爾粒及克菲爾發酵乳都含有很多益生菌，難怪全球學術界會將其視為重要的研究主題。

死菌、活菌都有益

　　市售的克菲爾相關保健食品，都強調多元菌種加上 300 億至上千億的高菌數活菌。學界及生技業界的學者，大部分主張只有活菌才會在腸道定殖，大量繁衍，抑制壞菌的成長空間。

　　不過，光岡知足教授則認為：**乳酸菌不一定是活的才有作用，死菌也對腸道有益**。當時，這個論點曾受到許多學者的挑戰，但現在卻已證實，益生菌死了之後的菌體，對調整腸道生態、腸腦軸運作仍有極大的用處，也就是目前國際間非常熱門的「後生元」。

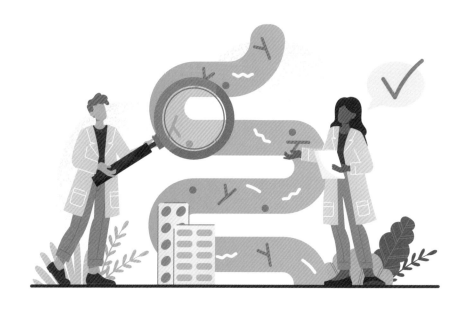

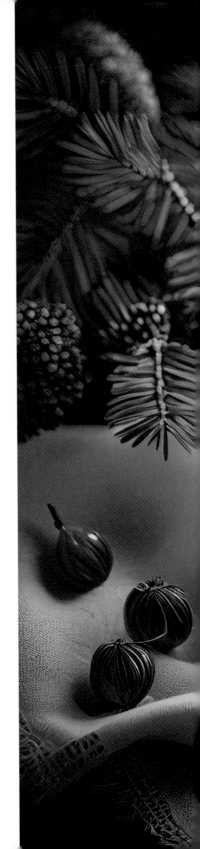

　　光岡知足教授的倡議是後生元最早期的概念，「死菌有效論」則是近十幾年累積的研究成果，國內也有學者提倡。以 2024 年於國內保健食品市場開始使用的克菲爾乳桿菌 M1 為例，加入熱滅活的死菌 M1，即是後生元的一種，也在學術研究上，於動物實驗證實有抗過敏與抗氣喘的功效。

　　活菌、死菌的作用不同。活菌有機會定殖在腸道裡發揮作用，繼續繁衍、代謝，分解腸道裡面的物質，殺死壞菌或分離一些物質。死菌基本上無法在腸道繁衍，只能在腸道裡與細胞或人體產生一些交互作用，然後就隨著糞便排出體外。

　　因為活菌與死菌的效果不一樣，所以理想的益生菌產品，最好能包括活菌、死菌，才可以對健康產生多元化的益處，改善的效果也會比較明顯。

克菲爾 長壽村的祕密

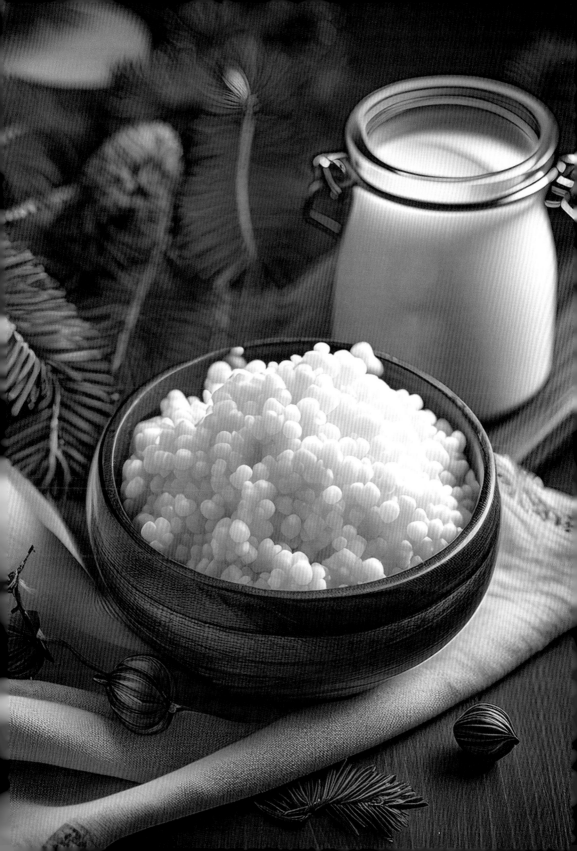

不同型態的克菲爾

　　數千年前偶然出現的克菲爾，一直是以動物乳汁為發酵食材，但在傳播過程中，因各地飲食習慣、取得乳汁的難易度，以及商業市場競爭發展的無限創意，出現許多不同型態的克菲爾發酵飲品。

乳克菲爾

　　據說最早的克菲爾來自裝在羊皮囊裡的綿羊奶，但是早年人們為了生活需求，會馴化多種動物，常見的有雌性馬、牛、驢、駱駝等。這些動物在繁衍下一代時，都會泌乳，因此人們可依據實際擁有的乳源，加入舊乳的克菲爾粒，就能製作更多的克菲爾。

　　如果無法取得動物乳汁，或是素食愛好者，會以植物基質為原料，來製作「類克菲爾」，常見的有豆漿克菲爾、黑豆克菲爾、燕麥漿克菲爾等以植物為原料基底的類似發酵品。雖然與動物乳克菲爾使用類似的克菲爾粒概念，但裡面的微生物、味道與成分皆不同，而且嚴格來說，只有以動物乳來發酵的克菲爾，才真正符合克菲爾的定義。

　　不過，豆漿克菲爾是以大豆為原料，其中所含的蛋白質可以取代動物性蛋白質，並且具有降低血液中的膽固醇、抑制癌細胞生長的功能，營養價值極高。

水克菲爾

　　歐美稱為「tibicos」或「water kefir」，也有「tibi」、水克菲爾粒（water kefir grains）、糖克菲爾粒（sugar kefir grains）、日本水晶體（Japanese water crystals）、加州蜜蜂（California bees）等別名，國內直譯為「水克菲爾」，與乳克菲爾是不同的發酵飲品。

　　水克菲爾的起源地，有的說是墨西哥，也有的說是源自西藏。水克菲爾是由克菲爾粒與糖水或果汁發酵而成，但所含的菌種與發酵的方式與乳克菲爾有極大的不同。

　　水克菲爾是透過克菲爾粒中所含的植物乳桿菌、乳酸乳球菌、乾酪乳桿菌、鏈球菌、片球菌和明串珠菌，以及酵母菌、念珠菌、克洛埃菌等微生物，把多醣分解成為單醣後，再重新組合成為聚醣、右旋乳酸、乙醇和二氧化碳等。

克菲爾衍生飲品

　　克菲爾粒含有酵母菌成分，在與乳汁進行發酵的過程中，會產生二氧化碳與 1% 以下的微量酒精，因而衍生出許多酒料類的相關產品。

馬奶酒

盛行在中亞、蒙古、中國大陸華北等地的馬奶酒,「Kumis」之名源自突厥語族的字彙「kımız」。口感溫和的馬奶酒是哈薩克人、巴什基爾人、卡爾梅克人、柯爾克孜人、蒙古人與雅庫特人等眾多游牧民族的傳統飲品,在當地的民族文化中占有重要的地位。

在蒙古,馬奶酒是重要飲品,被認為有驅寒的功效,當地人稱之為「元玉漿」,是「蒙古八珍」之一。元世祖忽必烈常以珍貴金碗裝馬奶酒,用來犒賞有功之臣。今日,馬奶酒依然是蒙古至寶,官方在 2009 年頒布法令,規範馬奶酒的製作標準。

馬奶酒與克菲爾相似,都是以菌種投入乳源製作的發酵乳。不同的是,馬奶酒是以舊乳汁為發酵劑,含有更多糖分,而且發酵完成之後,還會經過提煉,酒精含量更高。有趣的是,雖然馬奶酒在定義上與克菲爾有所差異,但在中國大陸的搜尋引擎檢索「克菲爾」,還是會出現馬奶酒,頗為有趣。

多樣化的克菲爾飲品

從俄國諾貝爾獎得主梅契·尼柯夫博士提出益生菌概念迄今,加上相傳克菲爾是「北高加索的長壽祕密」,這種飲品風行歐美百餘年。近年來,克菲爾在健康養生風潮中再次爆紅,超市貨架上出

現許多以克菲爾為基底開發的飲品，如啤酒、威士忌、蘋果酒、調酒、薑汁克菲爾氣泡水等，至今仍不斷有新品推出。

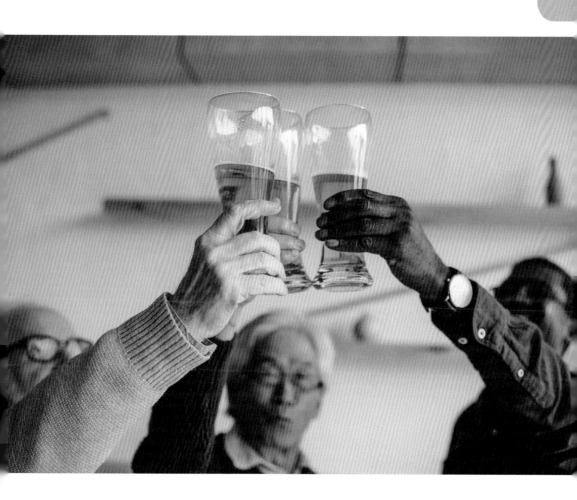

克菲爾食物

　　將克菲爾當作乳酪、牛奶或優格、優酪乳的替代品來製作各種食物，在歐美十分常見。英國國家廣播公司 BBC、《紐約時報》等媒體，經常推出相關食譜。

起司

　　在製作起司的過程中，直接加入克菲爾粒取代凝乳酶，製作出來的起司味道濃郁，質地細緻如奶油，類似於布里乾酪。

奧斯卡獎會後派對上的甜品

　　2013 年，奧斯卡金像獎的會後派對，由來福威食品公司（Lifeway Foods）提供，端出了一款有趣的甜點——附各種配料的克菲爾冰淇淋。

　　在過去的幾年中，歐美冰品市場愈來愈具有健康概念，開發出許多有益腸道、又可取代含乳糖冰品的克菲爾冰淇淋、奶昔品

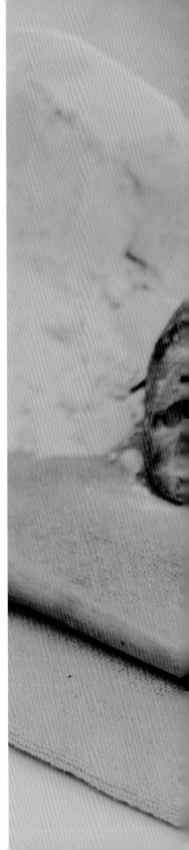

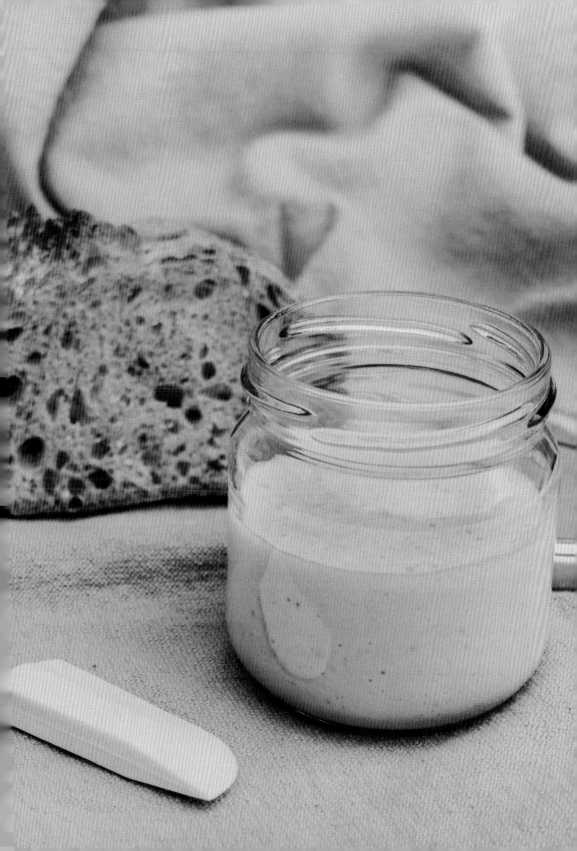

牌，而且口味愈來愈多。有的廠商還號稱要以自家產品取代高油、高糖的餅乾糖果，成為兒童最佳零食。

酵母麵包

克菲爾是靠酵母菌進行發酵作用，有人乾脆拿克菲爾來製作酸種麵包（sourdough）。臺大的研究就曾拿克菲爾粒來製作麵包，市面上也曾有人販售克菲爾麵包。

克菲爾與全球名人

提到最熱衷健康飲食的，當屬好萊塢的明星。許多明星為健康、身材、臉蛋著想，每天的飲食中都少不了克菲爾。

2023 年憑藉《媽的多重宇宙》獲頒奧斯卡最佳女配角的老牌影后潔美・李・蔻蒂斯（Jamie Lee Curtis），數次被目擊在不同場合飲用克菲爾；在《X 戰警》系列電影扮演「小淘氣」的金獎女星安娜・派昆（Anna Paquin），多次被人目睹在開會前吃克菲爾益生菌錠、喝克菲爾水，補充腸道好菌。

在影后安潔莉娜・裘莉（Angelina Jolie）曾分享的七天食譜中，每天必有 0.5～1 公升的克菲爾。2022 年開播的醫療劇《仁醫莎姆》（*Good Sam*），該劇的女主角蘇菲亞・布希（Sophia

Bush）被記者拍到拎了一瓶克菲爾走出超市。

2023 年熱門電影《芭比》的女主角瑪格・羅比（Margot Robbie）更是克菲爾的受益者。負責該片的英國皮膚專家賈斯米娜・維科（Jasmina Vico）透露，在電影拍攝期間，她要求瑪格・羅比天天喝克菲爾發酵乳來調整腸道，排除體內廢物，維持肌膚最完美的狀態。

「克菲爾」健康書的催生 ——帶大家一起認識克菲爾的好

　　第一次和陳彥伯博士聊起克菲爾，就興起鼓勵他出書的念頭。起初他是推辭的，因為他整天忙於實驗室的研究，要他擠出時間靜下心來筆耕，根本就不可能。可是，一談起克菲爾，原本話並不多的他，可以立即轉換「講演」模式，把克菲爾面面的好、種種的神奇說了個遍，而且思路清晰、有條不紊。我告訴他，今天這段採訪，就已經完成一個章節的書本內容。這才讓他有信心參與接下來的出書計畫。

　　在與陳博士多次的訪談中，最有趣的一段，是他提到採集剛出生女兒的糞便檢體，從中化驗提取益生菌，並加以培養，打算留到女兒長大後，給她做為成人的賀禮。有趣吧！古人是釀罈「女兒紅」酒來送女兒出閣，而陳博士送的是「女兒黃金」，希望給她一世健康平安。

關於克菲爾，有專家預測，它將會是未來益生菌的主流，在國外醫學網站也有上千篇專業論文與討論持續發表中。克菲爾已被視為是未來健康的新曙光，所以，這本書可以說是最新版的健康「福音」書，希望給讀者一個重新認識克菲爾的渠道，進而喜歡克菲爾，享用克菲爾，讓我們一起擁抱健康與生活吧！最後要感謝陳彥伯博士不辭辛勞，撥冗分享他的研究過程與成果，也要謝謝廖慧娟女士鍥而不捨的催稿功力，協助題綱擬定與記錄整理，讓本書能如期完成。

張亦良

《中國時報》前副總編輯

第 2 章

1 探討克弗爾粒與 viili 菌元之菌群分布並研究其分離菌株之生物膜形成機制》（Investigation of Microbial Ecology of Kefir Grains and Viili Starters and Studying the Mechanisms of Their Biofilm Formation）；https://tdr.lib.ntu.edu.tw/handle/123456789/43720

第 3 章

2 https://www.spkx.net.cn/fileup/HTML/2018-39-16-023.shtml

第 4 章

3 高果糖攝取的有害代謝影響：克菲爾乳桿菌給藥的預防效果；
https://www.ncbi.nlm.nih.gov/pmc/articles/PMC5452200/
https://pubmed.ncbi.nlm.nih.gov/28513533/

4 *L. Kefiri* DH5 預防高脂飲食引起的肥胖的雙重功能：直接降低膽固醇和上調脂肪組織中的 PPAR-α
https://pubmed.ncbi.nlm.nih.gov/28691342/
https://onlinelibrary.wiley.com/doi/10.1002/mnfr.201700252

克菲爾　長壽村的祕密

5 https://pubmed.ncbi.nlm.nih.gov/32124605/

6 https://pubmed.ncbi.nlm.nih.gov/34882385/

第 **6** 章

7 https://pubmed.ncbi.nlm.nih.gov/37224566/

8 https://pubmed.ncbi.nlm.nih.gov/30776608/

https://pubmed.ncbi.nlm.nih.gov/29605766/

9 https://pubmed.ncbi.nlm.nih.gov/31923755/

10 https://pubmed.ncbi.nlm.nih.gov/37091976/

11 https://pubmed.ncbi.nlm.nih.gov/20543518/

https://www.jstage.jst.go.jp/article/jat/17/9/17_4812/_article

12 https://pubmed.ncbi.nlm.nih.gov/37091976/

https://pubmed.ncbi.nlm.nih.gov/32472055/

第 **7** 章

⑬ https://www.tandfonline.com/doi/full/10.1080/1028415X.2022.2046963

⑭ https://pubmed.ncbi.nlm.nih.gov/34045626/

⑮ https://pubmed.ncbi.nlm.nih.gov/35219723/

⑯ https://pubmed.ncbi.nlm.nih.gov/34306309/；
https://www.hindawi.com/journals/omcl/2021/5525306/

⑰ https://pubmed.ncbi.nlm.nih.gov/35975737/
https://pubmed.ncbi.nlm.nih.gov/35975737

第 **8** 章

⑱ https://pubmed.ncbi.nlm.nih.gov/7109321/

⑲ https://pubmed.ncbi.nlm.nih.gov/12734066/

⑳ https://pubmed.ncbi.nlm.nih.gov/16697655/

㉑ https://pubmed.ncbi.nlm.nih.gov/17369232/

㉒ https://pubmed.ncbi.nlm.nih.gov/19887347/

23 https://pubmed.ncbi.nlm.nih.gov/33513713/

24 https://pubmed.ncbi.nlm.nih.gov/36069328/

25 https://pubmed.ncbi.nlm.nih.gov/30660421/

26 https://pubmed.ncbi.nlm.nih.gov/34519716/

27 https://pubmed.ncbi.nlm.nih.gov/28434726/

28 https://pubmed.ncbi.nlm.nih.gov/32351133/

29 https://pubmed.ncbi.nlm.nih.gov/34724014/

30 https://pubmed.ncbi.nlm.nih.gov/35575226/

31 https://pubmed.ncbi.nlm.nih.gov/35181109/

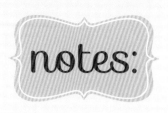

國家圖書館出版品預行編目資料

克菲爾：長壽村的祕密／陳彥伯著.——初版.——臺中市：晨星
出版有限公司，2024.07
　　面；公分.——（健康百科；71）

ISBN 978-626-320-865-0（平裝）

1. CST：健康飲食　2.CST：乳酸菌

411.3　　　　　　　　　　　　　　　　　　113007486

健康百科 71	克菲爾： 長壽村的祕密	
作者	陳彥伯	
編輯顧問	張亦良	
文字編輯	廖慧娟	
主編	莊雅琦	
執行編輯	洪　絹	
網路編輯	林宛靜	
封面設計	王大可	
美術編排	林姿秀	
圖片授權	123RF、智象未來 Hi Dream.ai	
創辦人	陳銘民	
發行所	晨星出版有限公司	
	407台中市西屯區工業30路1號1樓	
	TEL：04-23595820　FAX：04-23550581	
	E-mail：service-taipei@morningstar.com.tw	
	http://star.morningstar.com.tw	
	行政院新聞局局版台業字第2500號	
法律顧問	陳思成律師	
初版	西元2024年07月01日	
讀者服務專線	TEL：02-23672044／04-23595819#230	
讀者傳真專線	FAX：02-23635741／04-23595493	
讀者專用信箱	service@morningstar.com.tw	
網路書店	http://www.morningstar.com.tw	
郵政劃撥	15060393（知己圖書股份有限公司）	
印刷	上好印刷股份有限公司	

可至線上填回函！

定價 350 元
ISBN　978-626-320-865-0